陪 伴 父 母 度 过 一 个 舒 适 且 有 尊 严 的 晚 年

与失智老人快乐相处

吕 洋 主编

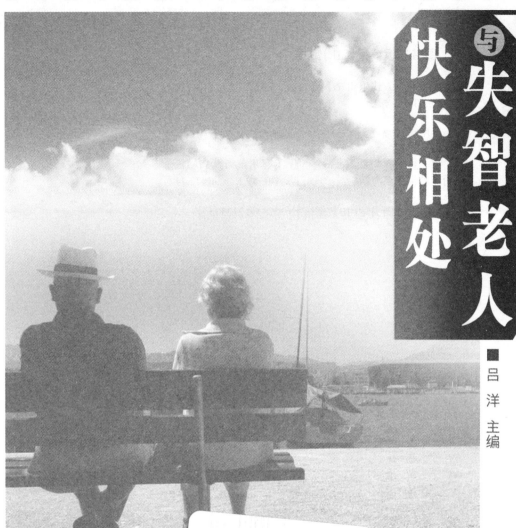

重庆出版集团 重庆出版社

图书在版编目(CIP)数据

与失智老人快乐相处/吕洋主编.—重庆:重庆出版社,
2018.10

ISBN 978-7-229-13558-4

Ⅰ.①与… Ⅱ.①吕… Ⅲ.①阿尔茨海默病—诊
疗 ②阿尔茨海默病—护理 Ⅳ.①R749.1 ②R473.74

中国版本图书馆CIP数据核字(2018)第212535号

与失智老人快乐相处

YU SHIZHI LAOREN KUAILE XIANGCHU

吕 洋 主编

责任编辑:陈 冲
责任校对:杨 媚
装帧设计:刘 倩
插 图:岳婉清

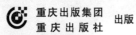重庆出版集团 出版
重庆出版社
重庆市南岸区南滨路162号1幢 邮政编码:400061 http://www.cqph.com
重庆市国丰印务有限责任公司印刷
重庆出版集团图书发行有限公司发行
全国新华书店经销

开本:720mm×1000mm 1/16 印张:19 字数:320千
2018年10月第1版 2018年10月第1次印刷
ISBN 978-7-229-13558-4
定价:58.00元

如有印装质量问题,请向本集团图书发行有限公司调换:023-61520678

《与失智老人快乐相处》
编委会

主 编

吕 洋 重庆医科大学附属第一医院

编 委（按姓氏笔画排序）

邓永涛 重庆医科大学附属第一医院

刘欣彤 重庆医科大学附属第一医院

吕文齐 重庆医科大学

吕 洋 重庆医科大学附属第一医院

李亚玲 重庆医科大学附属第一医院

杨 君 重庆医科大学附属第一医院

寿建维 重庆医科大学附属第一医院

何锡珍 重庆医科大学附属第一医院

张 佳 重庆医科大学附属第一医院

段景喜 重庆医科大学附属第一医院

高 原 重庆医科大学附属第一医院

秘 书

刘欣彤 重庆医科大学附属第一医院

插 图

岳婉清 四川美术学院

前　言

随着我国老龄化社会的悄然来临，"银发浪潮""未富先老""未备先老"的现状给养老带来了巨大挑战，尤其是痴呆老人的不断涌现，让众多家庭措手不及。很多人认为痴呆是正常的，而那些知晓痴呆疾患的老人，往往也由于病耻感而羞于就诊，导致疾病延迟诊断和延迟治疗，加重了个人和家庭的负担。

痴呆是老年医学领域的一种常见且严重的增龄性综合征，其发病率随年龄的增长而迅速上升，成为继心血管疾病、脑卒中和恶性肿瘤之后威胁老年人生命健康的第四大"杀手"，是老年医学、神经病学、精神病学专家共同面临的世界难题。世界阿尔茨海默病协会指出，目前世界范围内大约有4 600万痴呆患者，预计到2050年痴呆患者人数将增至1亿3 000万，年度的经济负担约8亿美金，而中国的痴呆患者人数将占全球痴呆患者总人数的25%。我国学者的流行病学研究显示，65岁以上的人群中痴呆的患病率为5.14%，85岁以上的人群患病率增至23.66%。可以想象，中国作为世界上唯一的一个老年人口过亿的国家，痴呆老人的人数在未来的几十年将迅速增加，这将严重影响我国"健康老龄化"的目标，是急需医学、社会学、经济学、公共卫生学和广大人民群众关注的问题。

编者在临床实践中发现，当痴呆的症状悄然出现时，人们对其的反应要么是不知晓、要么是不接受、要么是放弃，很少有老人因为记忆力下降而就诊。当老人走失后，或出现了幻觉、妄想的时候，家人才意识到应该带老人到医院就诊，但这个时候老人的病情往往已经到了痴呆中晚期，治疗效果不太理想，生活照料也比较困

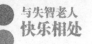
难。家人在面对这样的老人时常常一筹莫展，不知道该如何照顾他们；医务人员往往重视疾病的诊治，对患病老人日常生活中出现的困惑较少关注；养老院的工作人员又很少接受痴呆的专业照料技能培训。基于此，我们编写了《与失智老人快乐相处》一书，书中从基础常识、能力训练、生活照料和行为应对四个部分进行系统阐述，以满足不同人群对痴呆的基本诊治和照料服务的需求。

本书编者结合自己多年的临床经验，以通俗易懂的语言、生动形象的案例诠释了痴呆综合征的常识，对患病老人的各种能力训练提出了可行性指导，并对老人在日常生活中出现的运动、营养、安全、异常行为等问题提出了切实可行的解决方法，实用性强。

由于"痴呆"这个词在汉语中有贬义，而且痴呆引起的认知衰退和精神行为症状难以被公众理解，容易造成社会的歧视，因此本书用"失智症"来代替"痴呆"这一称呼，希望能引起更多的人共鸣。

本书中的案例均来源于编者在记忆障碍门诊和病房中接触到的真实病例，但为保护患者的隐私，书中人物均使用化名。本书的出版已经征得失智老人或其监护人的同意，在此对他们的无私付出表示衷心感谢！

期待本书给读者带去一些关于失智症的知识和护理方法。由于编者水平有限，书中疏漏之处在所难免，欢迎广大读者提出宝贵的意见，以便再版时修改和完善。

2017年6月于重庆

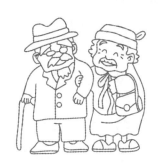

目 录

第一章 基础常识

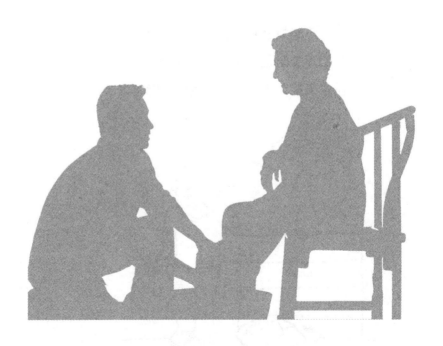

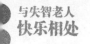
随着现代医学的发展,老人的身体素质越来越好,心态也越来越年轻。但请不要忘记:我国已经快速进入老龄化社会。这一变化同时伴随着一个不可忽视的问题——失智症的发病率在逐年增高。

失智症是指个体因大脑进行性退化,导致记忆力减退,同时伴随认知功能损害的一类疾病。其中主要的代表疾病是阿尔茨海默病。据报道,我国85岁以上的老龄人口中,有1/3的老人患有阿尔茨海默病。除去已知的、未知的和正在研究的病因外,人类寿命的延长也是阿尔茨海默病的病因之一。社会的老龄化使这种疾病与人们渐行渐近,在人们毫无防备或准备不足的时候扑面而来,无论是当事人还是亲属都措手不及。

"记忆化作流沙,亲人变得陌生,心智有如孩童,世界重新归零",这些句子组合在一起,残酷地为我们勾画出一幅不忍目睹的画面。

当我们不能战胜它时,我们只能面对它。

当我们不能阻止它时,我们只能延缓它。

当医学无能为力时,至少,我们还能做这么多。

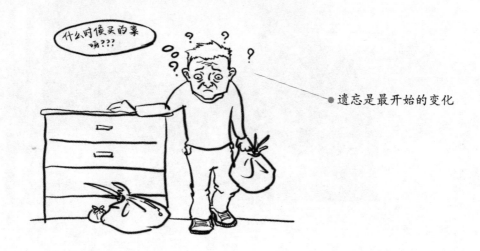

遗忘是最开始的变化

有一天傍晚，儿子、媳妇都下班了，孙女也放学了，家住九龙坡区的顾大爷却准备出门去买菜。他刚走到门口，老伴就在一旁诧异地叫住他："刚才你不是去买过了吗？"媳妇一看也说："可不是嘛！看，菜在那里呢。"菜篮里装满了新鲜蔬菜，但是顾大爷一点也想不起来了。顾大爷到医院一检查，才发现自己患上了阿尔茨海默病。

　　董婆婆最近常常丢三落四，刚刚做过的事转眼就忘记了。

　　她刚给外孙买过巧克力，转身又要去买巧克力。外孙纳闷："外婆怎么又买啊？"外婆却说："小天怎么变乖了，巧克力也不吃了？"

　　老伴和女儿也慢慢开始发觉董婆婆有些不对劲，把她送到医院检查才知道，原来董婆婆是得了轻度老年痴呆症。医生说老年痴呆症，又叫阿尔茨海默病，是属于失智症的一种。

　　家人犯难了，好好的怎么得了这个病，这该怎么办呢？顾大爷、董婆婆自己也非常着急。那他们该怎么办，有哪些治疗方法呢？让我们随着以下的章节一起走近失智症，了解失智症。

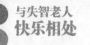

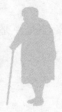

第一节　什么是失智症

失智症的名称来自拉丁文(Dementia),原意为"遗忘",是一种以记忆障碍为主,合并进行性认知损伤,影响个体日常正常生活的大脑功能状态异常的疾病。在医学领域,失智症是指那些因脑部伤害或疾病所导致的大脑认知功能退化的各种症状。所以失智症是一种症候群,其中又以阿尔茨海默病为主,其患者约占失智症患者的半数以上。失智症俗称痴呆症,但是失智症并不完全等于痴呆,而且痴呆含有"呆、笨、傻"的意味,对于老人也有不尊重的意味;因而现在很多地区都以失智症代称,代表当事人失去智慧,代表大脑认知功能退化。

随着年龄的增长,人的记忆力和各种认知功能都会渐渐地老化,但有一小部分人会进展到轻度认知功能障碍的阶段,进而退化到失智症的程度。不过幸好,这个过程通常是以缓慢渐进的方式进行,除非是发生中风、脑部损伤或者其他各种原因,导致大脑急速变化,否则我们是不会一夕之间就失智的。

需要着重指出的是,失智症不是正常的老化现象,失智症状是由异常的疾病所引起的。这些疾病可以影响老年人,也可以影响年轻人。失智症患者认知功能退化的幅度远高于正常人的老化程度。

记忆力变差是正常的吗

日常生活中每当忘记了事情，大家都会习惯说一句："我患老年痴呆了!"其实，老年痴呆与健忘有很大的区别。

> 近来，60岁的刘大爷老是抱怨自己的记性变差了，一件事情要努力回忆很久或在别人的提醒下才能想起来。他听说人老了就容易得"老年痴呆"，怀疑自己也得了老年痴呆症。于是他来到重医一院老年病科记忆门诊就诊。教授通过问诊和检查指出：刘大爷的记忆障碍属于老年良性健忘。

为什么刘大爷的记忆力减退是老年良性健忘呢？教授解释说：刘大爷在别人的提醒下能想起忘记的事情，说明事情在脑子里进行了存储，只不过提取时出现了问题。这是老年良性健忘与老人失智最大的区别。随着年龄的增长，人的记忆会有所衰退，就像年老时，人体的肌肉不如年轻时那么健壮，皮肤不如年轻时那么光滑柔嫩一样。有时我们也难免会出现找不到钥匙、想不起熟人的名字、忘了某个字该怎么写、走到房间却忘了要做

● 及时就诊

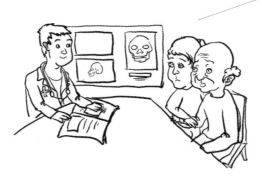

什么、打开冰箱但想不起来要拿什么的情况。但这个记忆稍差的现象不是常常发生，不会对我们的生活产生显著困扰，也不会短时间内越来越严重。我们可以通过我们之前在做什么事情、走过哪些地方，来帮助自己想起要做的事。就算是一时实在想不起来的事情，可能过一阵子又会记起，或是别人一提醒就会猛然想起。这些情况都是正常的老化现象。

正常老化的健忘和失智症在表现和程度上是有所不同的。老人正常老化健忘时经提醒通常可想起大部分的事情，而失智老人不但遗忘的事情较多，频率也高，而且经由提醒后还是毫无印象，有时还会否认曾经发生过的事或说过的话，甚至可能恼羞成怒。当老人出现这样的遗忘时，就要警惕是否患了失智症。失智症引起认知功能退化的幅度远高于正常老化。我们可以通过下面的方法来初步鉴别老年良性健忘和失智症(表1-1)。

表1-1 如何区别老年良性健忘与失智症

鉴别点	老年良性健忘	失智症
忘记后能否再记起	只是遗忘事情的某一部分，一般经人提醒就会想起	记不起发生过的事，即使经过反复的提醒也回忆不起来
是否存在其他认知障碍	不明显	对时间、地点、人物关系和周围环境的认知能力减退，语言、计算、判断及解决问题的能力降低
生活是否能够自理	日常生活可以自理	会逐渐丧失生活自理能力
对疾病的自我意识	对记忆力下降相当苦恼，为了不致误事，常记个备忘录	毫无烦恼，思维变得越来越迟钝，语言越来越贫乏，缺乏幽默感

因此，记忆力变差不一定都是疾病引起的，在无法判断时，应及时去医院就诊，早发现、早治疗才能早获益。

年纪大了，就一定会得失智症吗

失智症不是正常老化，也不是加速的老化。要预防老来失智，必须在中年甚至青年时期就好好保养！

常听到有朋友说："我才不要活到90岁那么老呢！老了还会得失智症，日常生活都要靠别人照顾，不仅活得没有质量，还会拖累家人！"

老了真的就会失智吗？

年龄是失智症的一个非常重要的影响因子，年龄越大，得失智症的概率越高，但并非所有年龄大的人都会得失智症。

研究显示，我国65岁以上的老年人中，有5.14%的人有轻度以上的失智症，有20.8%的人有轻度认知障碍。所以整体来说，65岁以上的老年人中，约有1/4的人显现出某种程度的认知功能障碍。

世界卫生组织（WHO）统计表明，全球65岁以上的老年人群失智症的患病率为4%~7%。同时，失智症患病率与年龄密切相关，年龄平均每增加6.1岁，失智症患病率升高1倍；在85岁以上的老年人群中，失智症患病率可高达20%~30%。由此可见，随着年龄的增长，个体罹患失智症的概率会显著增加。

由此数据我们也可以发现，即便是在85岁以上高龄的老年人群中，仍有约2/3的人没有出现认知功能退化的症状，所以失智绝不是老化的必然结果。我们常会见到一些开朗乐观的长辈，即使已九十几岁高寿，但谈论事情和分析事理时仍然字字珠玑、条理分明。

那么接近100岁或100岁以上的人是否一定会得失智症呢？

在2013年发表于《国际老年心理学期刊》的一篇文章中，澳洲新南威尔士大学的学者以200名住在悉尼的95岁以上的老人（95~106岁，平均年龄为97.4岁）为评估对象，并对他们进行了认知功能测验，同时与他们最亲近的亲友或照料者详谈。评估结果显示，许多老人有重听、视力不佳的问题，但在简短智能测验的表现上，他们的平均分数仍有21.1分（满分30分）。

在这200位老人当中，有20%的人在之前已确诊为失智症，若以测验分数小于24分作为有"认知功能障碍"的界定值，则其中54%的人有认知功能障碍，且39%的人同时出现了生活功能障碍。这个比例的确可说明：年龄越大，患失智症的比例越高。同时也可见，活到100岁的人，仍有不失智的可能。

近年来的研究已表明，失智症有着与正常老化不同且特殊的脑部病变，出现失智相关症状的老人在确诊失智症的十几年前就已经开始出现相关病变。这些不正常的病变渐渐累积，进而导致大脑受损，造成老人认知功能减退。所以要预防老来失智，必须在中年甚至青年时期就要好好保养，以减少患老年失智症的风险。

不要怕活得老，重要的是要活得健康而且智慧，为了这个目标，我们必须要及早开始努力！

（张佳）

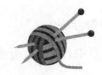

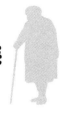

第二节 失智症的常见病因及分类

失智症的定义

根据美国精神症状诊断手册第四版(DSM-4)上的定义,失智症有三大特征:有多重认知功能缺损、记忆力有缺损、意识上无障碍。简而言之,失智症是因脑部细胞的逐渐退化或缺损而造成老人认知功能及记忆力逐渐丧失的疾病。

失智症的病因

引起失智症的原因有很多,包括神经退化性疾病、脑血管疾病、代谢性疾病、营养不良、电解质紊乱、中枢神经系统感染、自身免疫功能异常、肿瘤、脑外伤、脑水肿、中毒、药物服用不当、精神疾病等。

失智症的类别也很多,例如阿尔茨海默病型失智症、血管性失智症、帕金森氏病造成的失智症、头部创伤造成的失智症、艾滋病造成的失智症等。虽然失智症的类别很多,成因不尽相同,但其基本特征都是相似的。这其中以阿尔茨海默病型失智症,也就是我们常说的老年失智症最常见,约占失智症患者人数的半数以上。

失智症的分类

失智症是个涵盖很多不同病症的统称,因起因的不同可分为下列数个种类:

(一)阿尔茨海默病型失智症(老年失智症)

阿尔茨海默病英文名称为 Alzheimer's Disease,简称 AD,是一种以渐进性记忆减退为特征,以记忆障碍、视空间技能损害、失语、失用、失认、执行功能障碍以及人格和行为改变等全面性认知障碍为主要临床表现,以脑内老年斑形成、神经纤维缠结及神经元丢失为主要病理特征的中枢神经系统退行性变性疾病。该型失智症为失智症最常见的一种,比例达50%~60%,是一种退化型的失智症。目前该型失智症的发病原因不明,仅知患该型失智症的老人脑部细胞逐渐退化萎缩,其认知功能及记忆力逐渐退化。该型失智症是生活自理能力下降的老人最常见的一个类型。

(二)血管性失智症

血管性失智症是指由缺血性卒中、出血性卒中等导致脑区低灌注的脑血管疾病所致的记忆及其他认知功能损害的认知障碍综合征。该型失智症的患病率仅次于阿尔茨海默病型失智症,为第二常见的失智症类型,占20%~30%。该型失智症为多次脑血管病变(如中风)造成脑部损伤而导致。我国的血管性失智症的患病率为1.1%~3.0%,年发病率在5‰~9‰。

高龄、有吸烟史、有失智症家族史、有复发性卒中史和低血压者易患血管性失智症。

(三)路易体失智症

路易体失智症是一组在临床和病理表现上重叠于帕金森病与阿尔茨海默病型失智症之间,以波动性认知功能障碍、视幻觉和帕金森综合征为临床特点,以神经元胞浆内路易小体为病理特征的神经系统变性疾病。该型失智症为第三类常见的失智症类型,约占总患者人数的15%。

在早期,大部分病例的认知功能障碍表现为记忆、语言和视觉空间技能损害,与阿尔茨海默病型失智症患者的表现相似。随着病情的加重,路易体失智症患者的认知功能呈现波动性损害。大部分路易体失智症老人都有真性视幻觉,幻觉形象往往鲜明生动。幻觉对象多为老人熟悉的人物或动物,这些视觉形象常常是活动的、会说话或发出声音的,偶尔幻觉形象有扭曲变形。有些路易体失智症老人可出现肌阵挛、舞蹈样动作等运动异常。路易体失智症老人较多出现晕厥。该病病程进展缓慢,经过数年后,该型失智症最终可呈现全面失智的状态。

(四)额颞叶失智症

额颞叶失智症是指因额颞叶萎缩而引起的一种以缓慢发展的人格改变、言语障碍及行为异常为主要临床表现的失智综合征。本病是神经变性失智症较常见的病因,约占全部失智症的5%左右。本病起病隐匿,进展缓慢。早期患者会出现人格和情感改变,如易激惹、暴怒、固执、淡漠和抑郁等。随着病情的发展,患者逐渐出现行为异常,如举止不当、对事物漠然和有冲动行为等,可出现 Kluver Bucy 综合征,Kluver-Bucy 综合征是一种较罕见的神经精神障碍引起的综合征,其特征为视觉失认、口部探索、饮食习惯改变、对视觉刺激过度注意、平静淡漠、性欲增强等。病情严重时,患者无法思考,言语少,词汇贫乏,模仿语言,最终缄默,有躯体异常感和片断妄想等。

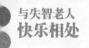

(五)因内科疾病引起的失智症

因各种内科疾病(如忧郁症)间接引起的失智症为可逆型失智症,即内科疾病治愈后失智症也会痊愈。

(六)物质滥用引起的永久性失智症

该型失智症是指因药物使用不当、长期酗酒或吸食毒品而引起的永久伤害性失智症。

(七)多种原因引起的失智症

该型失智症即由上述两种或两种以上原因引起的失智症。

(八)未分类之失智症

该型失智症是指就目前的诊断和认识水平,还不能找到其原因的失智症。

(张佳)

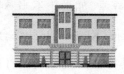

第三节 失智症会遗传吗

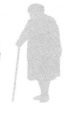

相信不少老人和子女一定都存在这样的疑惑:失智症会遗传吗?

前面已经讲了,引起失智症的原因有很多:包括神经退化性疾病、脑血管疾病、代谢性疾病、营养不良、电解质紊乱、中枢神经系统感染、自身免疫功能异常、肿瘤、脑外伤、脑水肿、中毒、药物服用不当、精神疾病等。所以失智症是否会遗传,主要看失智症发生的原因。

临床上将失智症粗分为两类:一类是脑细胞退化引起的失智症,如阿尔茨海默病型失智症、额颞叶失智症等,与遗传基因有关,不可小觑。另一类是由脑细胞退化以外的原因引起的失智症,比如血管性失智症以及代谢性疾病、脑外伤、中毒、感染等原因造成的失智症,一般与遗传关系不大。

研究表明,大约5%~10%的阿尔茨海默病型失智症老人有明确的家族史,尤其是65岁前发病的老人。临床上目前已经明确了部分致病突变基因,那些遗传了这些突变基因的个体在生命过程中将逐渐表现出失智的症状。

位于人类21号染色体上、指导淀粉样前体蛋白(APP)合成的一个基因,它的突变将导致家族性失智症的发生。如果父母有一人带有这个基因,子女就会有很大的概率发生阿尔茨海默病型失智症,而且通常发病较早,甚至在30岁到50岁就可发病,俗称"早发型失智症"。

容易突变而造成失智症的遗传基因还有好几个,比如说位于14号染色体的早老素1(PS-1)基因、位于1号染色体的早老素2(PS-2)基因以及 ApoE-ε4等位基因等。这些基因的突变将导致家族性老年失智症的发生。

除遗传因素外,失智症的发生亦受环境因素的影响。脑外伤、文化程度低、吸烟、重金属接触史、患者出生时父母年龄小以及一级亲属患有Down综合征(先天愚型)等均可能增加个体患失智症的概率。

有趣的是,有的基因突变可以导致失智症的发生,但也有一些基因可能会降低患失智症的风险。如研究发现,ApoE2等位基因可能会起保护作用,使患失智症的风险大大降低。

所以,有的失智症是可能会遗传的,有的失智症是不会遗传的。家中如有亲属患有失智症,那么家庭中的其他人应引起高度的警惕,年龄超过50岁后应尽早到医院进行预防性检查,做到早期防治。

(张佳)

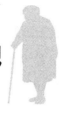

第四节　失智症的表现

失智症的病程

　　传统意义上,失智症的病程是从诊断失智症以后开始的,分为轻、中、重度三级(早、中、晚期)。随着现代医学的进步,临床学者为了更早地预防和诊断失智症,提出了失智症的发展进程是从无症状期、轻度认知障碍期到失智症期的连续发展阶段。因此越早识别相关症状,越有利于失智症的治疗和预防。根据最新的研究成果,失智症的病程可以分为无症状期、主观记忆下降期、轻度认知障碍期和失智症期。

(一)无症状期

　　此期老人的认知功能没有任何减退,但脑内神经元的代谢及脑电活动可能已经在发生变化,将来可能会向功能衰退的方向发展。

(二)主观记忆下降期

　　此期老人自我感觉记忆力和其他思维能力有所下降,但不会影响到工作和生活,认知功能测评检查也正常。

(三)轻度认知障碍期

　　此期老人自我感觉记忆力和其他思维能力有所下降,但不会影响到工作和生活,而认知功能测评检查有异常。

(四)失智症期

此期老人的记忆力和其他认知能力下降,影响到老人的工作和生活,认知功能测评检查发现有认知损害。此期又可以分为早、中、晚期。早期:最明显的症状是记忆力减退,使用复杂工具的能力降低(如购物、理财、个人工作能力等)。中期:又称为混乱期,此时患者除了记忆力及认知能力有更严重的减退之外,常合并精神异常症状,包括幻觉及被害妄想等,是家人照料最为困难的阶段。晚期:又称为最末期,疾病进展至此,老人的各项生活功能已几乎完全退化,只能终日卧床,且失去了语言能力,口中只能发出咕噜声,日常起居完全依赖家人或照料者。

失智症的核心症状

(一)记忆障碍

记忆力减退常常是失智老人最早出现的症状。在早期,失智老人会出现近记忆障碍,学习新事物的能力明显减退,随着病情的进展,远记忆也开始受损。比如:做事情丢三落四,记不住家里的电话、朋友的名字。甚至有的失智老人忘记关水龙头或煤气,从而造成安全隐患。

老爸又忘关了……

失智老人可能出现的症状:

反复问相同的问题:有些家人会发现,对同样的问题老人会一而再、再而三地发问,让人很烦恼。这种情形是老人恐惧及缺乏安全感的表现之一,因为他们已经无法理解发生过的事,甚至可能记不住刚刚过去一会儿的事,所以他们没有印象之前已经问过相同的问题了。

反复做相同的动作:失智老人会反复做相同的动作。举个例子,老人想要看电视,就从卧室走到客厅,但是到了客厅后,他们却忘了要看电视,于是又返回卧室;过了一会儿,他们又想要看电视,但走到客厅后可能又忘了到客厅的目的,就再次返回卧室。如此一来,老人就一直来回于卧室和客厅之间。

忘记付款:老人拿了店里的东西没付钱,或是指控店员偷他的钱,这可能是因为他们忘了应该要付钱,也可能他们不知道他们是在商店里。

忘记打过电话:老人会一直打电话给同一个人,反复确定同一件事,这是因为他们忘记了刚在电话中讲的事情。若是病情更严重的老人,甚至会失去打电话的能力。

丢东西、藏东西:大多数的失智老人都会忘了东西放在哪里,或者他们把东西藏起来或收集起来后,却忘记东西藏哪儿了。

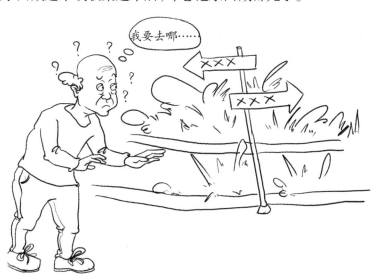

（二）定向力障碍

失智老人会丧失时间、地点、人物甚至自身的辨认能力。他们无法分清季节，不知道时间，不知道自己所在的位置。有的失智老人常把晚上和早晨弄错，并经常大吵大闹；有的失智老人明明在家的附近，却迷了路；有的失智老人常常昼夜不分，不识归途或无目的地漫游，甚至忘记亲友。

（三）语言沟通能力障碍

失智老人会出现找词困难、命名障碍，往往听不懂家人的话，常常答非所问。有些失智老人说的话让其他人无法理解，有些失智老人患病后连报纸也看不懂。到了晚期，失智老人说话减少，常常静坐。

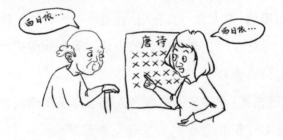

（四）计算、理解判断能力障碍

失智老人计算力下降、思考速度变慢，无法同时处理两个以上的讯息。新的突发状况与变化会造成失智老人的思维混乱。他们有时会出现无法理解现实或概念性事物的情形；常弄错物品的价格、算错账或付错钱，最后连最简单的计算也不能完成；不知道简单事情的对错，不懂得怎么去判断。有的失智老人会指着狗喊"兔子"，或把自己或家人当作动物。

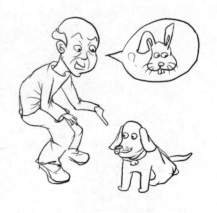

(五)失认及失用

失智老人不仅不能认识亲人和熟人的面孔,还可能出现自我认识受损,产生镜子征,并对着镜子里的自己说话。有的失智老人可以自发做一些自己熟悉的动作,但却无法根据别人的指令完成动作。例如:有的失智老人每天晨起仍可自行刷牙,但不能按照别人的要求去做刷牙的动作。失智老人还可出现观念性失用,不能正确地完成连续复杂的运用动作,如叼纸烟、划火柴和点烟等。失智老人还无法制订计划并按计划实施,例如忘记煮饭的程序或穿衣的顺序。失智老人的基本生活能力,如使用电话、做饭、打扫卫生、和人聊天等都会出现障碍。

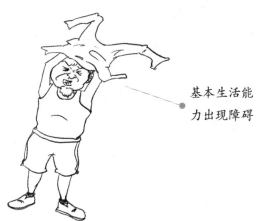

基本生活能力出现障碍

(六)人际障碍

因为记忆障碍及理解判断能力减退,失智老人无法正确解读外来刺激及信息,不懂得如何预测他人的反应,因此有时会直接表现出喜恶。例如,当旁人有骂人的行为时,失智老人就会以为旁人是在骂他们并因此而轻易被激怒,从而容易与人产生冲突或导致人际交往障碍。

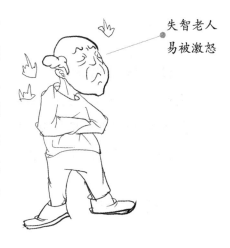

失智老人易被激怒

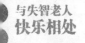
精神行为症状

失智症的精神行为表现是最为恼人的症状,常常包括不安、焦虑、易激惹、抑郁、幻觉、妄想、徘徊、失眠、亢奋粗暴、不洁行为等。

(一)抑郁

记忆有问题的人,很可能会伴随着抑郁的问题,他们可能是因为知道自己的记忆变差而感到抑郁,也可能是因为记忆变差导致事情做不好而感到抑郁。但有时候记忆变差的问题本身就是因抑郁而引起的,这时只要把抑郁治好,记忆也就恢复了。

(二)抱怨病痛

失智老人常常会抱怨健康有问题。这时,家人可以带他们去看医生,即使家人知道他们可能只是想要得到更多的关心和关注,而并非真的有健康问题。

(三)药物或酒精滥用

失智老人可能会有药物或酒精滥用的问题,这是由于他们的自控能力下降所致,也可能是抑郁引起的。如果失智老人在发病前就有酗酒的习惯,那么他们的失智症状将会恶化得更快。

(四)无感情或无精打采

有时候脑部有病变的人会变得毫无感情、无精打采,他们成天坐着,什么事也不做。虽然照料这样的老人可能比照料情绪不稳的老人更轻松,但照料者应该要意识到,在照料他们时,千万不要忽略他们的感受。

(五)易怒及怀疑

有时候失智老人会变得很容易生气。当照料者想帮助他们时,他们可能会摔东西、打照料者、拒绝照顾、乱丢食物、大叫或指控人,这可能会令照料者难过,甚至可能造成一些家庭问题。头脑混乱者的怒气有时并不是因为生气而发,而是由于他们误解了周围所发生的事。

(六)焦虑、紧张、不停地动

失智老人常常会有担忧、焦虑、激动或难过的情绪,这可能与他们不知身在何处或是该做何事有关。

(七)妄想和幻觉

失智老人会有被害妄想的症状,他们会觉得一直有人要害他们,要偷他们的东西,所以有些失智老人会在自己家的铁门上加很多大锁,也会一直随身带着自己的物品,生怕别人拿走。

(八)不恰当的性行为

有时候失智老人会忘了自己还没穿衣服,而光着身子跑到公共场所,而且他们不知道这样是不恰当的行为。有时候失智老人会将照顾他们的子女误认为是年轻时的配偶,而有亲热的动作。

(九)无理的要求

有时候失智老人可能会提很多要求,而且看起来像是很自私。这是因为他们无法正常地控制自己的行为,缺乏自信,而且他们可能知道自己的能力正在退化,为了使自己获得更多的安全感,只好一直要求周遭的人为他们做某些事情。

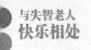
(十)固执、不肯合作

失智老人由于对周遭的控制能力较差,因此,他们会不敢尝试新的东西,只会抓住自己尚存的能力不放。所以周围的人会以为失智老人是故意整人,事实上老人只是怕自己受到伤害。

(十一)失眠

失智老人可能白天运动不足,所以晚上不感到疲倦从而难以入睡,也可能是因为晚上光源不足,使得他们心中害怕而睡不着。

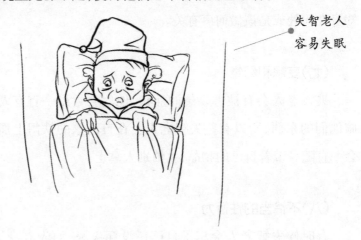

失智老人容易失眠

（张佳）

第五节 应对失智老人的对策

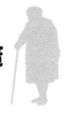

通常来说,失智症患者大脑功能的退化是一个逐渐进展的过程。所以如果我们能够对认知退化的过程多一些了解,及时发现失智症早期的相关征兆、警讯,那么我们就可能多一分机会、多一点时间去延缓家中老人失智症的到来。即使家人已患失智症,但若能尽早发现并治疗,也可延缓疾病进展的速度。

家有疑似失智老人的应对对策

失智症应早期诊断、早期治疗。

失智症早期十大警讯

1. 记忆力减退,影响到生活或工作。
2. 计划事情或解决问题出现困难。
3. 无法胜任原本熟悉的工作。
4. 失去时间感及方向感。
5. 抽象性的思考有困难,出现妄想、幻觉。
6. 语言表达或书写出现困难。
7. 错放熟悉物品,且失去回头寻找的能力。
8. 判断能力变差或减弱。
9. 失去原动力,变得被动。
10. 不明原因的情绪化和个性的改变。

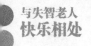
(一)及早就诊,确定诊断

失智症是一种复杂的综合征,涉及多个科室,通常老年病科、神经内科和精神科是失智老人就诊的主要科室。当然,最好是选择开设记忆障碍门诊的医生进行就诊,这样可以为老人提供更为合理的诊治策略。家属可以通过各大医院的官方网站搜寻哪些医院、哪些科室、哪些医生开设了记忆障碍门诊,选择方便的医院就诊。

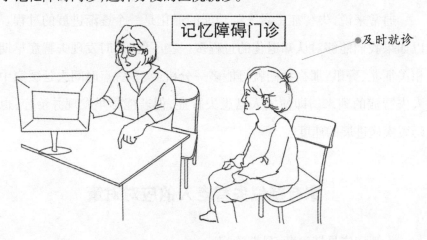

记忆障碍门诊

●及时就诊

当老人因记忆力下降而就诊时,他们可能获得的诊断包括"主观记忆下降""轻度认知功能下降""阿尔茨海默病""血管性痴呆""混合型痴呆"等。此时家人应和医生一起讨论治疗方案。一般而言,主观记忆下降、轻度认知功能下降的患者不需要给予抗痴呆药物治疗,只需加强认知训练即可。对于阿尔茨海默病、血管性痴呆、混合型痴呆患者,需要给予积极的抗痴呆药物治疗,以最大程度地维持老人的生活质量。

(二)了解就诊时需要做的准备

1. 挂号的注意事项

由于信息化快速发展,多数医院都在网站上有预约挂号功能,家人可以查阅开设记忆障碍门诊(或称记忆门诊、认知门诊、痴呆门诊等)的医院和医生,选择挂号。

2. 知情者要陪同就诊

与其他疾病患者就诊不同的是,失智老人就诊时需要由熟悉其病情的家人或照料者向医生叙述病情。特别是当老人无法主动陈述病情或者错误提供病情时,知情者提供的病史就十分重要,甚至决定了医生的临床诊断。医生需要从一个和老人朝夕相处的知情者那里了解更多信息。

3. 就诊资料准备

准备好老人以前的病历、检查单和化验单、住院小结等,尤其是头颅磁共振或CT的片子,不能只把纸质报告单带过来。

4. 失智老人的准备

由于就诊时需做体格检查,故尽量让老人穿宽松、容易穿脱的衣服和鞋子。就诊时,老人应戴上助听器和眼镜,方便医生问诊和评定员做神经心理评定。此外,陪诊者(陪同者)要照顾好失智老人,以免他们饿了或渴了;在他们生气时家人要好言相劝,否则下次他们就再也不愿意来了,这样会使医疗过程中断。

失智症的治疗是长期的。一般而言,首次诊断后,医生会先开1个月的药量,老人1个月以后再来复诊。这样做的目的是为了观察老人有没有明显的药物反应。第二次就诊的时候,可根据情况适当调整药物规格及用量。之后,家人就要长期坚持给老人服用药物,并且每3~6个月带老人来记忆障碍门诊进行随访和复查。当然,如果中间出现了病情的变化,老人应随时来记忆障碍门诊看病。老人每次就诊时都要带好门诊病历资料和病历卡片,方便医生回顾病情。

(张佳 刘欣彤)

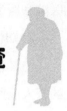

第六节　诊断失智症的辅助检查

认知功能测验及神经心理方面的评定

失智老人到专门的记忆障碍门诊就诊后,医生会让老人配合做一些量表,以此来评定老人的智力情况以及神经精神方面存在的问题。一般来说,依病情严重程度的不同,医生安排老人所做的测试也会不同,病情越轻需要的测试越多。量表测试的总耗时大约需要2小时,因此需要老人耐心配合。

常用的认知量表有:简易智力状态评定量表(MMSE)、蒙特利尔认知评估(MoCA)、画钟测验、连线测试、数字广度测试。

同时,医生还会对老人做一些神经精神症状的评定,如老年抑郁量表、老年焦虑量表、神经精神科问卷等等。

此外,医生会对老人进行日常生活能力的常规评定,如日常基本生活活动能力量表、工具性日常生活活动能力量表。

一般性的躯体体格检查

医生会对老人的意识状态、生命体征、营养状况、握力、步速等一般情况,头颅、五官、四肢、心、肺、腹等内脏器官的内科情况,以及神经系统的情况进行系统检查,以帮助判断老人有无内科系统疾病、神经系统疾病和老年综合征。

影像学检查

头部的CT或核磁共振扫描均有助于判断老人大脑中负责记忆的大脑功能区的萎缩及病变情况,也有助于发现脑内存在的其他病变。临床检查首选核磁共振检查,一般需要加上冠状位扫描,这样有助于判断老人海马体的病变和萎缩状况(海马体是阿尔茨海默病患者早期脑萎缩的重要部位)。如果诊断困难,医生还会建议老人做PET检测,以了解脑部有无特殊的疾病标记物,如引发阿尔茨海默病的淀粉样蛋白、tau蛋白等。

实验室检查

由于失智症是一种综合征,很多其他疾病也可以出现失智的表现,因此医生一般会要求患者做一些化验检查,以便更好地发现潜在的病因,也有助于排除内科疾病和神经系统疾病导致的失智症。常规的血液生化化验检查,如血常规、肝功、肾功、电解质、血糖、血脂、甲状腺功能等检查结果,有助于医生对老人的一般身体状况进行评估。如果有必要,医生会要求额外的实验室检测,如同型半胱氨酸、叶酸、维生素B$_{12}$、维生素D、血清蛋白电泳以及梅毒、艾滋病等相关检测。此外,血液APOE基因的测定有助于及时发现可能的疾病风险基因。

如果病情比较特殊,如朊蛋白病、神经系统感染、诊断困难者,还应进一步选择性做腰椎穿刺,或进行脑脊液检查,或进行生物标记物指标的测定,利用高科技手段来帮助老人明确诊断、发现潜在的患病风险等等。

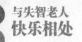

因此,在就诊时,家属应该和医生一起讨论需要做哪些检查,以达到最佳的诊断效果和花费最少的医疗费用。

(张佳)

第七节　失智症可以治疗吗

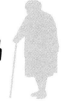

　　失智症是一种常见的老年综合征,综合征的意思是很多病因都可以引起这一疾病表现,且这些病因有些是可以治疗的,有些是现阶段还不能治愈的。如果失智老人和家人积极配合医生寻找病因,且找到的病因是可以治疗的话,那么这种失智便是可以部分或完全治愈的。但是,老人患失智症的原因很大一部分是罹患神经退行性疾病,如阿尔茨海默病,而阿尔茨海默病目前还没有治愈的方法。如果家中的老人被诊断为阿尔茨海默病,我们也不要气馁,和医生、护士共同努力,一定可以找到延缓老人病情发展、提高老人生活质量的方法。

可以治疗的失智症

(一)与代谢异常相关的失智症

　　因甲状腺功能低下、脑垂体功能异常、低血糖、低血钠、肝昏迷和肾衰竭等导致的失智症,均可经由改善代谢功能,或补充电解质,或改善肝肾功能而使认知障碍得到纠正。

(二)与药物、中毒相关的失智症

　　很多药物都可以引起个体认知功能改变,常见的包括抗胆碱能药、

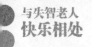

苯二氮卓类镇静催眠药、抗精神病药、抗抑郁药、抗惊厥药、麻醉药、部分降压药、抗肿瘤药以及抗关节炎药等。因此,医生会帮助审查老人所服用的药物,以最大程度减轻药物对老人认知功能的影响。此外,重金属中毒,有机磷中毒,有机溶剂中毒,甲醇、乙醇或一氧化碳中毒都可以造成认知损害,因此我们在日常生活中应尽量避免这些风险。

(三)中枢神经系统感染的失智症

即脑炎、神经性梅毒、艾滋病等引起的失智症。其中,脑炎、神经性梅毒早期治疗效果很好,但艾滋病目前还无法治愈。

(四)与自身免疫功能异常相关的失智症

即多发性硬化症、急性脱髓鞘脑白质脑炎、自身免疫性脑炎等引起的失智症。这些疾病是神经系统疾病中比较复杂的疾病,治疗也比较棘手,需要专科医生的治疗,但大部分还是可以获得良好的疗效。

(五)与营养不良相关的失智症

老年人由于消化道生理功能的退化、味觉和嗅觉失灵、食欲不振、假牙不合适,甚至购物或煮饭有困难,都可能导致营养不良而引起认知功能障碍,是营养障碍发生的高危人群。因此应该关注营养不良引起的认知障碍,如维生素 B_1 缺乏、维生素 B_{12} 缺乏和叶酸缺乏等等。特别是对那些有咀嚼、吞咽和消化困难的老人更要筛查营养指标。当老人营养不良得到纠正后,认知功能多可恢复。

(六)与脑实质病变相关的失智症

即脑卒中、慢性硬膜下血肿、脑创伤、脑肿瘤和正常颅压脑积水等造成的失智症,可以通过积极的内外科干预从而改善老人的认知功能。

(七)与精神情绪障碍相关的失智症

忧郁或生活中发生重大变故,可能影响人的生理和心理健康,引起认知功能减退。这个原因在临床实践工作中非常常见。老人在面临退休、离婚、失去亲人、财产被骗等打击时,很容易出现认知障碍。还有一些老人在经历激动的同学会、老乡会、战友会之后也会出现认知障碍。因此,老人最好保持平和的心态,既不能过于忧伤,也不宜过分激动,要把握好情绪。

现阶段无法完全治愈的失智症

(一)神经退化性疾病引起的失智症

即阿尔茨海默病、路易体痴呆、额颞叶痴呆、帕金森病痴呆、亨廷顿病痴呆、朊蛋白病等,其中,朊蛋白病进展快、预后差。这些疾病的病因在现阶段仍未完全明确,病情难以逆转,但积极的药物和非药物治疗能改善症状及延缓病情进展。

(二)永久性脑实质病变引起的失智症

即创伤性脑损伤、脑血管疾病造成的脑损伤及缺氧性脑病等引起的失智症。如果患者的脑损伤是轻度的,认知功能仍有可能在一段时间后通过代偿恢复,在中度至严重脑损伤的情况下,认知功能障碍将有可能延续下去。

从上面的介绍,我们知道积极寻找可以治疗的病因很重要,但是,老人所患的失智症大多数是神经退化性疾病,最为常见的是阿尔茨海默病。虽然该病现在还没有治愈的方法,但国内外的研究都表明,这类失智症即使不能被治愈,但是通过积极的干预,患病老人和他们的家庭仍

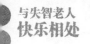

然可以获得很高的生活质量。

阿尔茨海默病的治疗

作为老人，如果被诊断为失智症，我们应接受患病现实，正视疾病带来的不便，保持积极的心态，乐观面对疾患，不要封闭、隔离自己，要与家人和朋友一起活动、分享快乐。

作为家人，我们应该一如既往地陪伴、关怀和宽容失智老人，亲情并不会因为疾病而改变，我们的爱可以温暖他们。此外，我们应该定期带老人去医院做检查，遵从医嘱进行服药和训练。

作为公众，我们对失智老人应该多一些关爱，多一些帮助，鼓励他们参与社会活动，不要因为他们的记忆障碍、思维缓慢而拒绝和他们交往。关爱和谐的社会氛围会极大地减少失智老人的病耻感，有利于他们的身心健康。

阿尔茨海默病这样的退行性疾病应该如何治疗呢？我们首先需要清醒地认识到，目前尚无治愈阿尔茨海默病的方法。当前治疗的目的是为了改善躯体功能，控制症状的加重，提高老人的生活质量。因此，其治疗原则是：改善认知功能和行为障碍，提高日常生活能力，延缓疾病进展。

目前国内外用于治疗阿尔茨海默病的药物主要有两大类：一类是胆碱酯酶抑制剂，代表药物有多奈哌齐、卡巴拉汀、加兰他敏；一类是兴奋性谷氨酸受体拮抗剂，代表药物为美金刚。医生会根据患病老人的情况，选择一种或者两种药物进行治疗。需要注意的是，阿尔茨海默病和高血压、糖尿病一样是慢性疾病，需要长期治疗，因此医生会要求老人定期随访，调整药物。需要家属记住的是：坚持给老人服药，配合医生的随访计划，按时陪同老人就诊，以期获得最佳的治疗效果。家属的态度往往决定了老人疾病的发展方向,甚至老人的寿命长短。

此外,一些辅助用药也许可以帮助失智老人,如抗氧化剂、脑血管扩张剂、脑代谢激活剂(如尼莫地平、维生素E、银杏叶、西坦类药物)等。医生会根据老人的情况进行合理处方。

由于阿尔茨海默病药物治疗上的困境,国内外医生和科学家一直在致力于解决治疗方案。最新的研究认为非药物干预也可以帮助老人改善认知功能和精神行为症状,促进其生活独立。非药物治疗包括认知训练、运动治疗、饮食治疗、音乐治疗、光照治疗等。

(一)认知训练

这是和服用抗痴呆药同等重要的治疗方法,主动的认知活动训练对认知功能障碍有积极改善作用。由于失智老人一般存在主动性和兴趣降低的表现,很难主动坚持训练,因此需要家属和照料者有更多的耐心,陪同他们一起训练。这一类训练包括填字游戏、玩扑克、打麻将、参与艺术活动(如书法、绘画、插花)等。同时,鼓励他们积极主动地参加社团活动和社会活动,让大脑"动"起来,以维持认知功能。对于严重认知功能障碍或合并精神行为异常的老人,可以实施单独训练,如教其读书识字、情景记忆等。文字书籍方面,可以与老人一起阅读、识图画、背诵诗词、讲故事等;参加社团活动方面,可以鼓励老人积极参与书法班、手工制作课程等。建议每项训练内容每周开展2~3次,每次训练时间为30~60分钟不等,并且训练内容需多样化,身体锻炼与认知能力训练相结合,避免单一、重复,让老人在活动中理解训练内容、总结规律,以达到认知训练的目的。

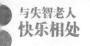

(二)运动治疗

运动治疗是指通过各种体能运动的方式改善认知功能的方法,是改善认知功能障碍的一种重要的非药物治疗干预方式。失智老人应长期、规律地参与有氧训练、力量训练和柔韧性运动。有氧运动包括散步、慢跑、健身操、舞蹈、太极拳和家庭活动(如家庭劳务、扫地、叠床铺)等等。有站立行走障碍的老人可行坐姿练习,如使用划船机、踏板车,或采用一些健身器材。每周应坚持5次以上,每次30分钟以上,每次运动前后还应辅以柔韧性活动,整个运动过程中的应注意防止运动损伤。

(三)饮食治疗

坚持长期、健康、均衡的饮食有助于改善失智老人的营养状况,减缓其认知功能障碍的进展。根据国内外饮食指南以及饮食与阿尔茨海默病的关联研究的结果显示,失智老人的饮食应当多样化:摄入适量碳水化合物,主食以米、面、全麦为主,糖类的摄入量应占总热量的55%左右,过多和过少的糖类都不利于老人的认知功能的改善;保证蛋白质的摄入量,每天不低于60 g,包括动物蛋白(如鱼肉、瘦肉、鸡肉)、植物蛋白(如大豆、豆制品);控制脂肪的摄入,每天50~60 g即可,以植物油代替动物油脂;还应该多吃水果蔬菜,科学安排三餐(详见第三章第三节)。当老人出现进食障碍时,可适当给予营养补充剂和维生素。

(四)音乐治疗

运用一切音乐活动的各种形式,包括听、唱、演奏、律动等各种手段对老人进行刺激与催眠,通过声音激发人体反应,使人达到健康的目的。要充分了解失智老人的音乐爱好,制订个性化音乐治疗方案,时间可选在早晚餐后或睡前,也可以安排在老人比较喜欢的时间段进行,每次持续30~60分钟;团体治疗则建议每周至少3次,每次持续时间30~60分钟,根据所选的音乐形式而定。

(五)光照治疗

光照治疗是以日光或特定波长光为光源进行照射的一种非药物疗法,可以改善失智老人的睡眠质量和焦虑、抑郁症状。因此,对于有活动能力的失智老人,建议其多进行户外活动,尽可能多地接受自然光的照射。即使活动能力丧失的老人,也可以在家属的帮助下接受自然光的照射。必要的时候也可以选择到医院或者护理院的失智病区接受光照治疗。

通过医生、护士、家庭的共同努力,一定可以让失智老人拥有快乐的晚年。让我们一起帮助他们吧!

(张佳　吕洋)

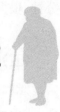

第八节 消除失智症的认识误区

多数失智症的症状涉及认知、精神行为和社会生活能力,起病往往比较隐匿,公众对相关症状的知晓率低,而且对失智症有很强的羞耻感,因此在出现症状的早期往往不能及时就诊,一般都在中重度阶段因为并发症或精神行为症状就诊,这时已经失去最佳治疗时机,导致老人死亡率和致残率显著增加,从而增加家庭和社会的经济及照护负担。其实,失智症和高血压、心脏病一样,都是老年人的常见疾病。85岁以上的老人中,每3人就有1名失智老人。因此,不要因为错误的羞耻感,延误了看病和治疗,使老人的病情恶化。根据我们在临床的实践经验,发现部分老人家属和大众对失智症的治疗存在很多认识误区,对老人的治疗和照护不利。我们以阿尔茨海默病为例,根据临床实践案例,整理了以下几类认识误区,希望能帮到更多的失智老人及家属。

误区一

误区:得了阿尔茨海默病,反正是治不好的,就不要那么麻烦了。

正解:虽然目前阿尔茨海默病尚无治愈的方法,但是,患病老人经过综合治疗后会延缓疾病的进展,特别是发病早、中期的老人,他们甚至可以通过治疗恢复部分功能。即使是发病晚期的老人,也可以通过综合管理提高其日常生活能力,延缓疾病进展。因此,发现老人有记忆力减退等症状时,应该尽早就诊,规范治疗,以免耽误病情。

误区二

误区:听信广告或他人的介绍,认为阿尔茨海默病可以痊愈。

正解:阿尔茨海默病是一种神经系统退行性疾病,目前尚无治愈的方法。当前治疗的目的是改善和提高躯体功能,控制症状的加重,使老人的生活质量提高。某些疾病的症状可能和阿尔茨海默病相似,如抑郁症可以表现为记忆改变,抑郁症状缓解后记忆症状可以恢复。因此,不要轻信他人所言。

误区三

误区:听信朋友介绍,盲目给阿尔茨海默病老人服用促智药物,如中成药、改善脑代谢的药物等等。

正解:目前国内外指南推荐的治疗阿尔茨海默病的药物有:①胆碱酯酶抑制剂,如多奈哌齐、卡巴拉汀、加兰他敏;②N-甲基-D-天冬氨酸受体拮抗剂(NMDA受体抵抗剂),如美金刚。这些药物均为处方药,有其适应症和副作用,应该在医生的指导下选择服用,而不应自行购买服用。中成药对该病的治疗效果还需要验证,改善脑代谢的药物也只是起辅助作用,而非真正意义上的治疗药物,更需谨慎使用。

误区四

误区：在医院记忆障碍门诊得到诊断和处方后，不再到医院随访，而
是自行购药、服药或者停药。

正解：阿尔茨海默病是一种复杂的疾病，患病老人会经历轻、中、重
度的发展，医生会根据老人的不同病情调整治疗药物的剂量和种类，因
此应该定期随访。建议老人首次就诊后第1个月、3个月、6个月、1个2月
随访，一年以后每6个月随访一次，当病情变化时，随时就诊。建议家人
妥善保存好老人的检查结果和病历本，并尽量找熟悉病情的医生固定接
诊。不恰当的服药可能会导致副作用，同样的，不恰当的停药也可能会
导致病情加重。

误区五

误区：部分阿尔茨海默病老人以精神行为症状就诊，认为只服用抗
精神病药，控制精神行为症状就是治疗阿尔茨海默病。

正解：阿尔茨海默病老人常常伴发精神行为症状，药物治疗上应该
首先选择抗痴呆药物（如胆碱酯酶抑制剂、NMDA受体拮抗剂），这样可以
使老人的精神行为症状得到改善，在此基础上，再考虑非药物干预。当
实施这些治疗后，老人仍然有严重的精神行为症状，并有攻击行为的可
能时，医生应在与家属充分沟通后，小剂量、短期、单药使用抗精神病药
物，以免因抗精神病药物使用不当而加重老人的认知功能损害和增加老
人心血管事件发生的风险。

误区六

误区:只重视药物治疗,忽视认知促进、运动治疗等辅助的康复训练手段。

正解:由于阿尔茨海默病尚无根治的方法,因此在服用抗痴呆药物治疗的基础上,参加认知训练、运动治疗、音乐治疗等非药物干预措施也有利于维持老人认知功能和日常生活能力。可以考虑在有条件的医院进行认知训练,或者家庭成员陪同训练。

误区七

误区:阿尔茨海默病老人接受了药物治疗后,家人认为老人应该会变得"聪明"些。

正解:我们知道,当前阿尔茨海默病治疗的目的是延缓病情进展,因此家属对老人不能期待值过高;同时,绝大多数阿尔茨海默病老人具有一定的自知力,需要得到理解和尊重。作为家属,应该包容、关心和爱护老人,一如既往地陪伴,当他们做对时给予鼓励,做错时不要责备,并配合老人的进度,一起聊天、做家务、做小游戏。

误区八

误区:家人认为自己对照顾阿尔茨海默病老人有经验了,当老人无理取闹或有其他异常行为时,便自行增加抗精神病药物,意图减轻症状。

正解:抗精神病药物对幻觉、妄想、躁狂、焦虑、抑郁、失眠障碍等情绪及相关症状有效,但是对游荡、随地大小便、重复动作、收拾垃圾等行为症状的干预效果不好,自行增加药物可能会带来严重的后果。家人需要做的是配合医生、护士找到老人产生异常行为的原因,对于需要治疗的异常症状积极处理,对于老人的需求尽量满足,这样就会最大程度地减少异常行为的发生。

误区九

误区:当出现家庭纠纷,特别是涉及财产分配时,家属找到医生要求证明失智老人没有行为能力。

正解:我们要清醒地认识到,医生的职责是诊治疾病,并且从专业的角度评估失智老人当前的状态,但是医生并不能替代律师在法律层面上给予帮助,更不能替代法院做出法律方面的裁决。有一个常识我们要知道,老人即使患有失智症,也并不意味着他们失能,特别是在疾病的早期阶段。而且失智老人是否失去行为能力是由法庭决定的,医生只能评估其能力,只有法官才可以判定某个失智老人是否具有行为能力。

（吕洋）

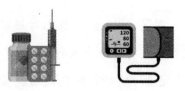

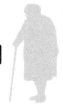

第九节　失智老人家庭须知

失智症是老年人常见的慢性疾病,如果我们的家人患病了,我们应该积极面对,做好和失智症长期斗争的准备。老人虽然失去了记忆,但家人对他们的爱应是永恒的。由于科普教育的缺失,很多家庭对失智症的反应是恐慌和放弃。这里我们给大家一些建议,希望能帮助到失智症家庭。

寻找专业医生的帮助

家人在面对失智老人时是很无助的。除了对疾病的了解不足外,失智老人的怪异行为也常让家属感到无比困惑。所以不只失智老人本人,家人也应寻求医务人员的帮助。家人可从医务人员那里获得关于失智症发生的原因、可能出现的症状、如何治疗和护理,以及病情可能的进展等,从而消除对未知的恐惧心理。大多数失智症都不能被治愈,这将是一场"持久战"。长期在同一个医生那里就诊,能让医生更了解老人的病情变化及治疗效果,能更好地针对老人的病情变化制订更好的治疗方案。

理解、尊重失智老人

不要以为老人不知道自己罹患了失智症,老人是最先感受到自己"不对劲"的人,最痛苦、难过的往往是其本人。失智老人口中的"我没有忘记",以及否认自己的失智行为,这些都往往是老人出于悲伤和无奈的防卫反应,其中暗含心酸。因此,我们要尊重他们的人格,理解他们丰富易感的情绪。嘲笑和责备失智老人,往往只会使情况变得更糟。

家人应掌握必要的家庭照护知识

慢性或不可逆性失智症老人需要特殊的家庭护理。家人掌握相关的家庭照护知识是必要的,如合理安排失智老人的饮食,掌握行为控制技巧(例如对神志恍惚、定向力障碍、失眠或者失禁等的控制),协助失智老人进行智力及运动训练(帮助老人改善及维持认知,延缓身体机能的衰退),熟知家庭护理的安全防范(例如注意家用电器、汽车钥匙以及上锁的门等),以及了解失智老人监护的法律支持(筹措资金、托管或永久授权书制度)等。

家人要做好持久照顾病人的心理准备

对失智老人的照护是一项长期而艰苦的工作,需要家属做好持久照顾的心理准备。为了照顾失智老人,照料者正常的工作、生活不可避免地会受到很大的影响,许多照料者常常没有时间照顾老人或无法照顾自己,压力巨大。因此照料者也常常被称为失智症的"隐形"或"第二"受害者。照料者要学会自我调整,以减轻照护失智老人所带来的压力,这样才不至于因为照护失智老人而崩溃,这是非常重要的。同时,不要让照顾失智老人成为自己唯一的寄托,否则长此以往会很容易让自己崩溃。照料者可以选择短时间的外出以做自己喜欢的事情和旅游,这时候可以把老人送到失智老人日间照顾中心或专门的失智老人护理院或医院,或者让家中其他成员短时间照顾一下。照料者亦可以在专门的家属群里相互"吐槽"生活的不顺利和分享照顾的经验。切记,没有健康的照料者,就没有健康的失智老人。

提前立"遗嘱"

当老人被诊断为失智症的时候,家人就需要和老人沟通"遗嘱"了。失智老人可尽早和律师接触,处理财产问题,或将银行卡的密码告知家人。不然等老人真的什么都不记得的时候,可能会出现望着银行卡没法取钱的情况,或者在老人认知情况混乱的时候,发生其他外人取得财产的意外等。虽然我国很忌讳提前立遗嘱,但为了以后的很多不确定因素,需要学习外国人对"立遗嘱"的开放心态,避免财产损失。老人和家人应找专门从事老年人法律事务的律师处理财产问题,这些律师可以通过私人律师推荐,或者通过当地法院法官推荐,或者通过专业网站寻找。专业网站可以查询律师的职业信息以及其近三年办理的案件,这样可了解该律师的执业领域以及专业化程度。一般来说,一个律师的执业领域越少,说明该律师的专业化程度越高。

寻求邻里帮助

失智老人很容易走失,所以需要家属24小时的陪伴。可生活中总有意外的时候,这时候就需要邻里和小区保安等人员帮助照料者留意老人的活动,以降低老人走失的风险。同时邻里的相互帮助,可以减轻照料者照顾老人的压力。

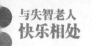
多种方式防走失

失智老人在走失后可能会发生多种危险,比如外伤、骨折,甚至死亡,所以家属应通过多种方式预防老人走失。让失智老人随身携带联系方式或佩戴防走失的电子设备、家属24小时陪伴、平常请邻里帮忙留意老人的动向,以及寻求辖区内的保安及警察的帮助,这些都可以防止老人走失。

（寿建维　张佳）

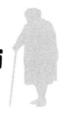

第十节 失智症的预防

　　迄今为止,失智症的治疗是世界性难题,有效药物不多,且没有根治的办法。发达国家的经验告诉我们,失智症是可以预防的。通过全民教育水平的提高和危险因素的控制,失智症的发病率可下降20%左右,这是一个令人鼓舞的数值!目前,我国尚处于民众对失智症认识程度较低的阶段,大多数人还停留在失智症是"正常老化"的认识水平上,更没有预防失智症的意识。因此,需要大力宣传预防失智症的知识。

失智症可以预防的原因

　　国内外的研究表明,当个体初次发生认知功能下降(即出现失智症的症状)的时候,大脑的神经退化和血管损伤已经累积了几十年,但这期

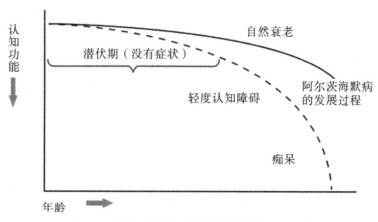

图1-1　阿尔茨海默病发病的连续过程示意图

间失智症的症状没有显现(图1-1),因此当事人及亲属无法及时发现失智症。以阿尔茨海默病型失智症为例,患者在出现症状前的二三十年大脑就有"毒性蛋白"的沉积,如β-淀粉样蛋白、tau蛋白,并且已出现大脑萎缩、信息传递障碍等变化(图1-2)。但是,这几十年的时间却是我们预防失智症的最佳时机。我们可以通过多种方式延缓大脑退化和血管损伤,从而预防或者延缓失智症的发生。试想,一个老人在75岁时被诊断为失智症,而如果我们在此之前通过积极预防,那么这位老人是否会延迟到80岁才发病,或者至死亡都没有发病呢?

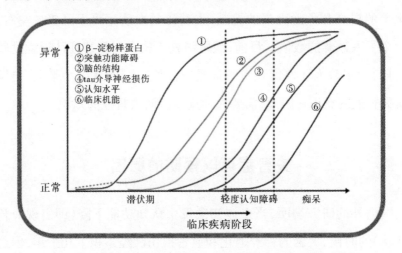

图1-2　阿尔茨海默病从病理改变到临床症状出现的漫长过程

此外,在传统的医学观念里,大脑的神经元是不可以再生的,神经元的数量从出生就确定了。但是最新的研究表明,海马体区域的神经元有再生功能。虽然此区的神经元的再生能力不强,再生的几千个神经元对浩如烟海的大脑而言只能算"一滴水",但是这一滴水却给我们预防失智症带来了希望。当个体接受任务刺激,尤其是有一定难度的任务的时候,这些再生的神经元就可以存活,加入到大脑的神经网络和环路中(图1-3),提升人的认知能力;如果个体没有积极动脑,那么大脑就会认为这些再生的神经元没有用处,这些神经元就会逐渐死亡。因此积极动脑、接受挑战是促进海马神经元数量增多和功能增强的动力。

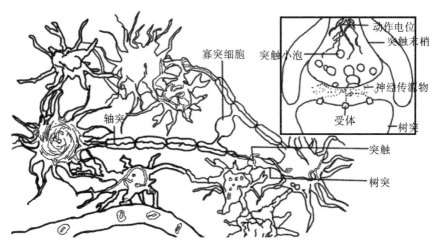

图1-3 大脑神经元通过突触相互联系,构成神经环路,存储记忆

失智症的危险因素

导致失智症的危险因素诸多,包括遗传因素(如基因突变)、年龄因素(如高龄)、性别因素(如女性)、环境因素(如生活环境差、孤独等)、生活行为习惯(如酗酒、吸烟、认知刺激少、运动少等)、精神因素(如焦虑、抑郁、睡眠障碍等)、血管危险因素(如高血压、糖尿病等)。其中低教育水平、长期饮酒、吸烟、不健康的饮食习惯、缺乏运动、肥胖、高血压、糖尿病、血脂异常、抑郁、脑血管损伤、脑部损伤等都是造成失智症的重要危险因素。

其中,遗传因素不可预防,因为人的基因是先天的,无法改变。好在遗传性失智症所占的比例很小,大约5%,因此并不可怕。我们对有失智症家族史、特别是发病年龄比较小的老人,才考虑做基因突变的筛查。

但是,载脂蛋白E(APOE)基因型与失智症有关,这个基因有三种基因型,即ε2、ε3、ε4,携带APOE ε4基因型的人群患失智症的风险明显增加。因此,携带APOE ε4基因型的健康人群是需要预防的重点人群之一。那么,我们怎样才能知道自己是否携带这个基因型呢？这就需要做APOE基因检测。这个检查已经比较常见,在很多大型三甲医院都可以进行。

除了遗传,年龄也是一个不能干预的危险因素。从前面的基本知识我们得知,年龄越大的人群中更易见失智症确诊患者。

但是,我们也要有信心,大多数与失智症有关的危险因素都是可以预防的。据研究统计,失智症可改变的最常见的七个危险因素有:中年时期的肥胖、糖尿病、高血压、缺乏运动、精神压力、吸烟和较低的受教育程度。常见的可控危险因素可参照下表(表1-2)。

表1-2 失智症常见的可控危险因素

成长及生活环境	精神心理	生活方式	血管因素
低社会经济地位	抑郁	吸烟	高血压
不良生活事件	焦虑	酗酒	糖尿病
教育程度低	压力	肥胖	高脂血症
职业简单	失眠	身体锻炼少	动脉硬化
头外伤	孤独	认知刺激少	脑卒中

失智症的保护因素

(一)老化前的认知储备高

认知能力简单地说就是人们的智能水平,我们的智力是可以通过学习提高的,因此,学习越多,大脑得到的锻炼就越多,认知能力就会越高。就像存钱一样,如果定期存钱,那么存款就会越来越多,当遇到紧急的事情时,就有比较多的余钱来支撑我们渡过难关。认知也是这样。我们从小到大都不断学习、不断存储,那么到老的时候退化就会更慢。因此,父母对孩子应该从幼年时就进行各种益智活动,让孩子接受尽可能多的教育;在我们选择工作时,尽可能从事复杂的工作。这样,我们的认知储备就会比较多,就可以更好地应对步入老年期后的认知下降。

(二)长期的主动认知活动

我们从小就要进行主动的认知活动,即自己动脑筋参与的益智活动,而不是被动的活动。填字游戏、玩扑克、下棋、参加艺术活动(书法、绘画、舞蹈、乐器等)都是很好的益智活动,有利于锻炼我们的智能。需要注意的是,看电视不是主动的认知活动,久看电视(大于2小时/天)会增加患失智症的风险。

(三)体育锻炼

运动可以延缓大脑萎缩,是一种很好的预防失智症的手段。我们应该从青少年时期就重视运动,开展广泛的运动活动,而不是等到老年才开始运动。青少年应保证每天60分钟以上中高强度的有氧运动,成人应保证每天30~60分钟的中等强度以上的有氧运动,每周5次以上,中途间隔不超过2天。

(四)健康饮食

研究表明,选择地中海式饮食模式的人群失智症的发病率明显低于其他人群。地中海式饮食没有一种固定的饮食模式,而是泛指在地中海地区以蔬菜水果、鱼类、五谷杂粮、豆类和橄榄油为主的饮食风格。营养学常常以此指代有利于健康的、清淡的、富含营养的饮食方式。其主要内容涵盖:

①以种类丰富的植物性食物为基础,包括大量水果、蔬菜、土豆、全

谷类食物、豆类、坚果等；

②食用橄榄油替代动物油；

③多吃鱼类和海鲜，每周至少2次；

④尽量少吃红肉（如猪肉、牛肉、羊肉），每月不超过450g，尽量选瘦肉；

⑤规律而少量饮用红酒，如男性75~100ml/天，女性50~75ml/天；

⑥对食物的加工应尽量简单，选用当地、应季的新鲜蔬果作为食材。

有研究认为，与高血压防治相关的低盐低脂饮食也有助于预防失智症。其核心内容包括：

①减少食盐的摄入量（每人每天摄入量小于6g），过多地摄入盐对心血管和脑力都有影响；

②避免摄入高脂、高胆固醇、含有饱和脂肪酸和反式脂肪酸的食物，如动物脂肪、全脂乳制品、各种红肉、快餐、油炸食品、加工食物等。

此外，在不影响睡眠的情况下适量饮茶（2~4杯/天）和咖啡（3~5杯/天）对预防失智症也有积极作用，尤其对中年人具有较好的预防作用。

图1-4中总结了常见的保护因素和危险因素，我们应积极促进保护因素，避免危险因素，这样失智症将远离我们。

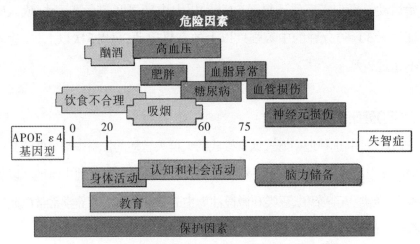

图1-4 失智症危险因素/保护因素与年龄的关系图

了解了这些危险因素和保护因素,那么,我们就可以采取相关的预防措施了。对社会而言,预防失智症是全社会的责任,因此我们需要构建良好的医疗、教育环境,建立友好的社会人文环境,给人们提供体面的社会地位和工作岗位,引导人们建立健康的生活方式,为孕妇和新生儿提供充足的营养,积极治疗心血管疾病和其他慢性病,这样才能更进一步降低失智症的发病率。

对个体而言,预防失智症是从出生到老年的挑战,特别是老年期之前的预防尤为重要。

婴幼儿时期:刚出生的婴儿的脑重仅有350~400g,大约是成人脑重的25%,1岁时达成人脑重的50%,2岁时为成人脑重的75%。从脑的重量增长的速度可以看出,出生后1~2年内脑的发育进展是最快的,而营养元素缺乏可能最终会影响大脑的发育。因此,我们应该给这个时期的婴幼儿提供最优的营养,如长链omega-3脂肪酸、B族维生素、锌、碘等。

儿童时期:这个时期的大脑具有很强的可塑性(大脑受环境因素的影响而产生的可变化性)。当儿童探索周围世界的时候,其大脑持续发育,并以惊人的速度形成和打破神经连接,让其大脑的智力网络逐渐强大。这个阶段的生活经历有助于塑造儿童的精神状况,父母应给其提供宽松的生活环境。父母的忽视或者过分严厉都可能让儿童的大脑发育发生改变,从而影响他们未来的心理和认知状况。有研究显示,童年时期遭遇母亲遗弃或者重大创伤的人,长大后面对压力时容易发生焦虑、抑郁,老年期的失智症与这些恶性刺激也是有关系的。当儿童6岁以后,就该让他们接受教育,促进大脑可塑性,以更好地探索世界。

青少年时期:这个时期的大脑虽然容量已经和成人差别不大,但仍然在发育,主要是神经连接网络的优化和稳定。在青春期这一阶段,人体的大脑仍然像儿童时期一样具有可塑性,因此还能像海绵一样大量汲取知识。所以在这一阶段的人群应该接受高等教育,尽量多读书,接受各种不同的认知刺激,如音乐、美术、书法、旅行等。在这个阶段的孩子,还要特别注意培养良好的生活习惯,预防肥胖、防止挑食、禁止吸烟。

成人时期: 20岁时,人体的大脑发育进入成人期,大约在22岁时脑力会达到最高峰,持续约5年时间,之后就开始一路下滑。长期而缓慢的脑力衰退会延续整个成人期。特别是人到中年以后,慢性疾病逐渐增多、心理压力逐渐增大、生活方式逐渐懒散、自我要求不断降低,这些因素都会加速脑力衰退。但是,值得高兴的是,保持身心活跃,合理饮食,远离烟、酒,以及防治慢性疾病,似乎都可以减慢不可避免的脑力衰退。所以,在中年阶段,预防慢性疾病(肥胖、高血压和糖尿病等)、保持良好的生活方式(戒烟酒、运动、健康饮食)、保持认知刺激(如学习外语、数独、桥牌等)才能维持认知功能,减慢脑力衰退的程度。特别需要提醒的是,如果从事的工作比较单一,就需要增加工作以外的娱乐生活和益智活动。

老年时期: 这个时期的神经元细胞将不断减少,特别是关键的海马体部位(处理信息的中枢)的神经元的减少,会引起记忆力衰退,人们会忘记别人的名字,或偶尔会把茶壶放在冰箱里等等。但是,即使年纪再大,大脑也有足够的灵活性来保证人体的功能,不会影响生活的独立性,这种衰退并不是疾病。如果已经步入老年期,又觉察到大脑衰老的迹象时,我们应多外出运动旅行、玩玩拼图、找机会开怀大笑,这些都有助于延缓脑力衰退。

笔者整理了在不同阶段预防失智症的要点(表1-3)：

表1-3　不同生长时期预防失智症的要点

预防策略	适合人群	具体措施
一级预防 (无病先防)	婴儿	为产妇和婴儿提供最优的营养
	儿童	提供良好的成长环境和教育环境
	青少年	进行认知刺激
		健康饮食,预防肥胖,预防挑食
		禁止吸烟
		鼓励接受高等教育
	中年阶段	努力预防肥胖
		预防高血压:限制盐的摄入
		预防糖尿病:定期监测血糖
		保持体育活动
		地中海式饮食
		保持认知刺激:职业和休闲活动
		避免或停止吸烟
二级预防 (危险因素预防)	中年阶段	控制肥胖,维持最佳体重
		加强体育运动
		控制高血压
		改善与饮食相关的血管危险因素
	老年阶段	认知刺激活动
		适当的体育运动
		健康饮食,监测和控制营养不良

有没有药物可以预防失智症

回答是否定的。虽然科学家和医生们在研究失智症的机制时,发现

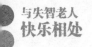
某些药物对改变病理有效,如有抗氧化作用的维生素E、维生素C、β胡萝卜素、硒,以及B族维生素(维生素B_6、维生素B_{12})、叶酸、维生素D、雌激素、非甾体类抗炎药、他汀类调脂药。但是观察研究并没有发现可以预防失智症的药物。需要注意的是,目前为止也没有证据显示治疗失智症的胆碱酯酶抑制剂和美金刚能预防失智症。

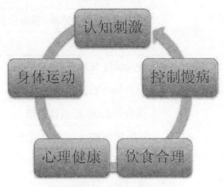

图1-5　脑力健康五要素

虽然我们的大脑在生命的过程中会不断衰老,但是如果我们从现在开始,按照脑力健康五要素的要求严格执行(图1-5),那么一定可以帮助自己和家人维持良好的认知能力,远离失智症。

(吕文齐　吕洋)

第二章　能力训练

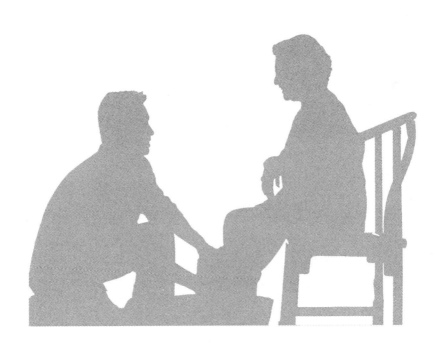

第一节　智力退化及应对方法

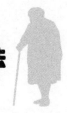

　　说到一个人的智力水平如何,许多人可能认为智力就是聪明的程度,或者说是记忆力、理解力以及解决问题的能力等方面。其实,智力是人类对客观事物的认识能力,是各种认识能力的总和,是获得知识的能力,是认识、理解事物和运用知识与经验解决问题的能力。其含义广泛,包括记忆、理解、判断、执行等思维活动。计算力,与时间、空间、人物等有关的定向力,注意力,语言及学习等能力也涵盖在内。智商是用来反映一个人智力水平的比值,它体现了一个人的观察力、注意力、记忆力、思维力、想象力等方面,可以通过韦氏智力量表等测试。但是,我们在生活中很少对所有人进行智商测试,因为大多数人的智力水平都可以胜任生活、工作的需要,因此没有必要进行全民智商测试。如果发现某人智力水平改变时,我们就需要对其进行测试,以便了解其是否达到失智症的程度。

　　以下对构成智力的各要素做简单介绍:

(一)记忆力

　　记忆力是识记、保持、再认识和重现客观事物所反映的内容和经验的能力。如有些失智老人能记得儿女的名字以及儿女小时候的形象,可一旦儿女长大或装扮、形象发生变化,就会出现老人不认识家中孩子的情况。

记忆可根据记忆保持的时间的长短分为瞬时记忆、短时记忆和长时记忆。瞬时记忆又称感觉记忆,具有鲜明的形象性,作用时间短,最长不超过4秒,且其容量有限,一般为9~20个字母或物体,除非转入短时记忆,否则感觉痕迹很容易消退。短时记忆的保存时间也不长,在无复述的情况下只有5~20秒,最长也不超过1分钟,其容量同样有限,并且容易受到干扰,必须在反复复述记忆的情况下才能进入长时记忆。长时记忆一般是经过记忆后可长久地存贮在头脑中的记忆,其容量一般认为是无限的,保持时间长,可长达60年甚至终生。

失智症,如阿尔茨海默病,早期常以短时记忆受损为主,常常"好忘事",刚说过的话、刚接触的事情很快就忘记,经常重复提问、反复问话,而长时记忆却仍然保持较好,仍记得很久以前发生的事情。所以很多家属认为老人能记得很久以前的事情,因此不可能得失智症,等老人出现了错乱、幻觉等精神问题后,才引起重视,从而容易延误就诊。需要注意的是,阿尔茨海默病不是正常的老化,而是一种致命的大脑疾病!

(二)注意力

注意力是指人的心理活动指向和集中于某种事物的能力。如孩子全神贯注地看动画片,对做游戏、吃东西等的兴趣大大降低,这就是其注意力的体现。有些失智老人不能全身心地看完一张报纸,或不能专心致志地做一件事情,这就是注意力下降或注意力不集中的体现。

(三)定向力

定向力是指一个人对时间、地点、人物以及自身状态的认识能力。前者称为对周围环境的定向力,后者称为自我定向力。在时间定向方面,如有的失智老人不知道今天的具体日期,有的老人不清楚现在的季节,严重者甚至混淆上午、下午,甚至把夜晚错认为白天。在空间定向力方面,轻者外出后经常迷路,严重者不知自己身在何处,甚至在家里也找不到卫生间,而随地大小便。

(四)思维力

思维力是人脑对客观事物间接的、概括的反映能力。人们在工作、学习、生活中每逢遇到问题,总要"想一想",这种"想",就是思维。思维力是整个智慧的核心,参与、支配着一切智力活动。一个人聪明不聪明,有没有智慧,主要就看其思维能力强不强。要使自己聪明起来、智慧起来,最根本的办法就是培养思维能力。当宝宝学会观察事物之后,他们就逐渐会把各种不同的物品分类归纳,如吃、穿、用、玩和大、小、长、短等,不同的类型他们都能通过思维进行概括。人的大脑思维能力会随着年龄的增长而衰退。有些老人说话做事的逻辑性越来越差,说话前言不搭后语;甚至有些老人变得优柔寡断,胆小慎微,或很容易受到外界的干扰,没有自己的主见;严重者会出现轻信推销人员的"忽悠",把各种各样的保健品当药品、购买多种保健器材,甚至遭遇电信诈骗,损失大量财物。对于老年人而言,要想保持敏锐的思维,不妨多玩玩电子游戏。此外还可以多做健脑训练,保证充足的睡眠,培养兴趣爱好等。

(五)想象力

想象力是人在已有形象的基础上,在头脑中创造出新形象的能力。比如,当说起汽车时,我们马上就能想象出各种各样的汽车形象。因此,想象一般是在掌握一定的知识的基础上完成的。想象力是在头脑中创造一个念头或思想画面的能力。

随着年龄的增长,人的智力也在老化。调查显示,在失智症早期,有60%的患者认为自己是自然衰老,因此几乎没有人去就医。在失智症中期,有40%的患者认为自己是自然衰老,就医率为12.2%。在晚期重度失智症时,仍有36.9%的患者认为自己是自然衰老,就医率也仅有25.4%。因此,我们要正确区分正常老化和老年失智症,切莫把失智症当成自然衰老,而延误治疗。

失智老人智力退化的程度远高于正常的老化过程。随着病情的进展,失智老人更多的脑细胞受损,其智力慢慢下降,继而由智力支配的日常生活和自理的能力、情绪控制及肢体运动也逐渐受到影响。本节重点介绍失智症的智力衰退过程、降低认知功能障碍的方法及延缓智力衰退的措施。

失智症的进展及应对

失智症最常见的类型是阿尔茨海默病。阿尔茨海默病是一种慢性的大脑退行性疾病。它像一个狡猾的敌人,悄悄潜伏进入人的大脑。对很多失智老人来说,在出现明显症状的前10到20年,脑部的退化就已经开始了,大脑已经出现了变性的蛋白,大脑皮层的部分区域随着神经细胞的死亡而开始萎缩,人的学习、记忆和思考能力也逐渐受到影响。虽然记忆力减退是阿尔茨海默病的第一症状,可是,就算是正常人也会有忘事的时候,因此阿尔茨海默病在早期很容易与正常老化的"遗忘"相混淆,也不容易被人察觉。但随着疾病的发展,阿尔茨海默病所导致的"忘事"和正常的健忘还是有一定的不同。所以只要家有老人,我们就要学会如何寻找疾病的蛛丝马迹。如果发现自己或亲人的记忆力下降,我们千万不要忽视它,要尽快就医检查以明确病因。

（一）认识失智症早期

李奶奶今年72岁，大学文化程度，以前是一所大学的教授，10多年前退休在家。李奶奶退休前工作比较忙，工作认真负责，下班后还不断地自我学习，平时很少有时间和周围的邻居一起聊天、打麻将。她退休后的前3年，一直忙于照顾孙子的生活，待孙子中学住校后，变得无事可干，可仍觉得和邻居聊天、打麻将是无聊的事情，儿女们也都在忙自己的工作。因此，李奶奶经常一个人待在家里，每天睡到自然醒，看看电视，做些简单的家务。最近2年，李奶奶发现自己的记忆力越来越差，变得"好忘事"，别人刚刚跟她说过的话，她转眼就想不起来了，而且经常丢三落四，常常找不到东西，还有几次忘记关火以致将水壶都烧干了。李奶奶害怕自己是不是得了失智症，于是到记忆障碍门诊来就诊。

失智症的早期，也就是疾病的轻度阶段，可能会延续2~4年，甚至更长的时间。在这个阶段，失智老人一般首先出现的症状是记忆力下降，特别是短时记忆力明显下降，而长时记忆力下降尚不明显，往往以前的事情记得很清楚。在现实生活中，很多人以为老人连以前的事情都记得很清楚，因此不可能患失智症。这是错误的观念。在阿尔茨海默病早期，老人一般常出现短时记忆力的下降，如易忘记最近或刚刚发生的事情等。由于记忆力逐渐衰退，老人初期常出现以下生活问题及心理反应：

1. 变得容易遗忘，影响日常生活

有些老人不记得最近发生的事情，不记得今天是几号、星期几，忘记付账单，忘记约会时间，忘记熟悉的人或事物的名字，或经常丢三落四、找不到东西。有些老人忘记自己说过的话,或重复问同一个问题,甚至找不到合适的词语表达。

记忆力减退后,老人易出现一些生活小意外:如忘记关水、关火,出门忘带钥匙,无故地跌倒或受伤,有时会找不到前往目的地的交通路线,或出现迷路、走失。

2. 学习能力显著下降

有记忆问题的老人常无法学习新的东西。记忆,尤其是短期记忆,对学习非常重要。新的知识和技巧要学到手,就必须记下来。失智老人在引导下能按照步骤将新知识或技能记下来了,但是他们不能记住较长时间,这让他们在学习新东西的时候倍感困难。

不过,这并不表示阿尔茨海默病老人就没有学习新鲜事物的意愿。和其他人一样,他们也喜欢做事情,也能在别人的帮助下做一些事情。只是我们不要指望第二天他们依然还能做这些事情,因为他们可能已经不记得了。

3. 觉得自己很笨拙

早期的阿尔茨海默病老人会意识到自己有记忆问题,他们会因为记不住东西而感到尴尬,自尊心也会受到伤害。不同的失智老人对待记忆力减退的反应不尽相同。有些人表现得很幽默,常常转移话题或用自己熟悉的语言来掩饰。如我们问老人:您今年高寿呀?老人可能会俏皮地回答:我今年50岁,以后我一直都是50岁。也有些人会表现得很沮丧,觉得自己很笨,而这也会成为他们抑郁的原因。

4. 社交能力减退

很多社交活动是要依靠记忆维持的。待人接物和其他社交行为都需要人通过后天的学习而掌握。我们学习与人礼貌交流的技巧,学习在公共场合的举止行为。但是失智老人会忘记这些东西,也会逐渐丧失社

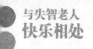

交礼仪。有些老人会言语唐突，有些老人则会行为不当，即使是以前最有礼貌的人也会受到影响。有些老人会自觉减少社交活动及约会，喜欢待在家里。他们甚至会害怕外出，尤其是单独一个人的时候。

5. 他们的世界变得支离破碎

记忆可以帮助我们把生命中发生的事情按照顺序串联在一起。有了记忆，我们就知道过去、现在和将来。但是对记忆衰退的人来说，很多事情都变成孤立的，彼此没有联系。他们会觉得这个世界很孤独、很模糊，甚至让人害怕。他们会开始退缩，开始自我防御，甚至对外界产生敌意。

6. 个性也会变得和以往不一样

有些老人变得小气，容易生气、激动，爱发脾气；有些老人经常指责他人；有些老人变得沉默寡言，经常无理由地哭泣，甚至出现抑郁的表现；有些老人在做往常熟悉的事情时也会觉得很困难，常举棋不定或难以下决定；还有些老人会变得懒惰，对很多事情失去兴趣，如打麻将、写字或看书报等。很多时候，家人会觉得老人像变了一个人似的。

面对失智症早期的老人，我们又该如何应对呢？

1. 改善引起记忆力下降的因素

根据目前医学的研究，有些引起记忆力下降的因素是可以避免或治疗的，如失眠、抑郁、营养不良、甲状腺功能减退等。保持良好的生活习惯及规律，保证夜间充足的睡眠，合理膳食，纠正营养不良，改善焦虑、抑郁情绪，及时治疗甲状腺功能减退等，均可以在一定程度上提高记忆力。

2. 家人要给予老人理解、耐心和支持

记忆对生活的影响如此重要，而丧失记忆给人带来的恐惧感、无力感，就像我们去银行取钱时发现所有存款不翼而飞了一样。只有了解了记忆丧失给老人带来的强烈感受，我们才会感同身受，同情他们的处境，并在照护过程中多给予他们耐心、理解和支持。我们要多花时间和他们

相处,陪他们说说话;与老人共同做一些力所能及的日常活动,并经常夸赞老人。即使是一些简单的事情或态度上的进步,我们都要多表扬老人;多给老人温暖的拥抱和触摸,让老人能切实感受到家人的爱。

3. 帮助老人进行记忆

让失智老人恢复记忆是不太可能的事情。但是,我们依然可以通过一系列的认知训练(认知训练章节会详细阐述)帮助早期失智老人保留他们的记忆,或减慢他们记忆的衰退过程,让他们少一点失落感和恐惧感。

4. 避免意外

日常生活中要注意避免危险及可能造成的意外:应确保老人身上携带有身份识别(如注明联系方式的腕带,或将联系方式缝在衣服上)及定位手机、手表等联络工具以防其走失;对于常忘记关火的老人,家人应在灶台上贴上醒目的标志;对于经常错服或漏服药物者,可准备带小格子的摆药盒,并提前摆好一天的用药。另外,家人应注意家居环境潜藏的危险,尽快处理不安全因素以增加家居安全。

5. 简化环境和活动

尽量让老人在自己熟悉的环境中生活,最好不要搬新家,这样有助于增加老人的熟悉感和安全感。简化环境和活动,如为老人提前准备食物,提供沟通纸条、记事簿或紧急电话,养成规律的生活习惯等均有助于老人应付生活。此外,家人应多关心老人,多与老人见面,以了解他们的生活细节及心理需要。老人会失去某些记忆并且不管如何努力也无法恢复这些记忆。

总之,阿尔茨海默病的早期阶段可能会延续2~4年,甚至更长的时间。在这个阶段,很多人认为记性越来越坏是自然衰老的一部分,而没有意识到这可能是由于疾病引起的,应该尽早就医。其实疾病的早期也是最佳的治疗阶段,因为有经验的医生可以鉴别老人发生记忆衰退的原因,而且可以根据每个老人的情况提供治疗和干预的方案,延缓疾病恶化。

根据目前医学的发展,失智老人也可以通过培养良好的生活习惯、参加社交活动、智力训练及药物治疗等方法减缓智力衰退的速度。家人应多给予老人心理层面的支持及陪同老人就医,家人可预约医院记忆障碍门诊对老人的病情做出评估和诊断。越早诊断,治疗效果越好。另外,家人可鼓励老人做力所能及的事情、保持活跃及参加社交活动。根据经验,只有少数患病老人会主动寻求家人或医护人员的帮助,大部分老人是需要家人的支持或协助才能及早得到适当的诊治。

(二)认识失智症中期

王奶奶68岁时被诊断为阿尔茨海默病,但家人对阿尔茨海默病及其治疗的方法了解得非常有限。老人服药后有一些不太舒服的反应,家人就认为这是药物引起的,于是擅自给老人停了药。就这么过了1年,老人的记忆丧失得更加严重,周围的世界对她而言变得愈发模糊,她不认识自己的老伴,对时间和居住地点也逐渐失去了意识,常半夜起床游荡或不经意地把家人吵醒;她还经常迷路,因此不能单独外出。她只能理解很简单的语言或一个动作。有时她说的话让人难以理解,甚至语无伦次。很多时候她会很费力地想告诉别人自己需要什么,可是说出来的词语却是错误的。

有人称失智症中期为"混乱期",因为在这一阶段失智老人的智力进一步衰退,老人的生活逐渐出现混乱。常见的失智症中期智力衰退症状及其衍生的精神行为表现总结如下:

①失去时间概念,日夜颠倒。有时白天嗜睡,夜间兴奋,使照料者无

法入睡；

②没有方向感，容易迷路，不能辨别自己的房间或洗手间的位置，会因来不及上厕所而弄脏裤子；

③不能主动参与家庭及社会活动；

④由于出现观念性失用，就连洗脸、刷牙、洗澡等简单的个人卫生活动，都需要他人提醒，甚至必须有人在旁协助才可以完成；

⑤有可能因为记忆力、辨别力、语言运用和理解障碍而变得容易激动、暴躁、疑心重或遇事执拗等，还有可能有激越行为，如语言或身体攻击、徘徊、大声喊叫或随便处置大小便，甚至会有不知羞耻、外露生殖器官或性行为异常等。激越行为是失智老人较常见的行为问题，也是照料者最难应对的问题之一；

⑥有些老人会有抑郁表现，如整日愁眉苦脸、闷闷不乐、经常哭泣，甚至有自残、自杀倾向；

⑦有幻觉和（或）妄想，如看见不存在的人或事物；经常怀疑别人偷了或拿了自己的东西；怀疑配偶有外遇或有人要害自己等。

在此阶段，一方面，老人需要24小时的看护，因为老人已不能单独应付大部分的生活需要，出现危险和意外的风险很高。另一方面，家人的照顾压力也因老人的混乱、情绪和行为问题而增加。家人和照料者要清醒地认识到老人出现的混乱、情绪和行为问题是老人患病的临床表现，是因为老人脑萎缩，其理解和表达（沟通障碍）等各方面能力出现问题所致，并且大部分都是有起因的，如老人的一些欲望没有得到满足，或日常生活受到刺激。家人和照料者需在环境和沟通上适当地配合，在心理上充分理解、尊重和关爱老人，把老人真正当老人看待，态度温和、礼貌。对于发生激越行为的老人，家人应多给予其安慰性拥抱，这样照顾会变得较容易。

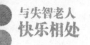

我们建议家属和照料者多参与认知障碍的训练课程，了解失智症的相关知识，如行为问题处理和沟通技巧等。一般而言，当地开设记忆障碍门诊的医院都会定期举办认知障碍照料者培训、照料者经验交流会，大家可以选择参加；也可登录认知障碍、失智症专业网站了解相关知识，如中国阿尔茨海默协会网站 http://www. adc. org. cn、阿尔茨海默网 http://www. ad921. com/PartPublic/default. aspx；也可以借助新媒体学习相关知识和照料技巧，如黄手环行动微信公众号、阿尔茨海默病微信公众号、重医一院老年记忆门诊微信公众号。

家属和照料者也可安排老人参与适当的社交活动。事实上，此阶段的老人更需要持续参与社交活动和进行合适的训练以延缓各方面的衰退，重点是家人及照料者能给予他们参与的机会。

简化环境和家居活动的要点是一次安排一件事情。因为一次布置多个命令会让老人因记不住而不知所措。家属和照料者可安排摘菜、叠衣服、写书法等家居活动，让老人能专注其中，也能让他们自我感觉依然可参与日常生活活动，从而产生自我满足及自我价值感。

（三）认识失智症晚期

又过了几年，家人慢慢地发现王奶奶从活跃变得安静了，她似乎没有力气和精力跟家人胡搅蛮缠、乱发脾气了。她不认得家人，也不知道自己是谁。她再也不能理解她所看到的一切。她失去了讲话的能力，顶多偶尔蹦出几个词。她无法再独立行走或站立，也不能独自吃饭。她无法控制自己的大小便。她大部分时间都需要卧床，需要家人的全面照顾。

照顾失智老人真的非常辛苦。在刚刚过去的失智症中期阶段,照料者已经花费了数年的时间来照顾一个已经不太配合并时有问题行为发生的亲人。照料者和失智老人共同面对了吃饭、穿衣和洗澡的困难,一起度过了多年睡眠不足甚至不睡觉的时光。照料者承受着失智老人的记忆错乱、胡搅蛮缠、猜疑责怪和乱发脾气。

可到了失智症晚期,失智老人似乎变了,他们的智力严重衰退,有人形容失智老人的智力倒退至婴儿期。失智老人的智力及行为表现为:一,不能识别家人。二,不能表达一个完整的句子,自言自语,令人无法理解,或只能发出无意义的声音,甚至无语。三,呆滞及冷漠。四,嗜睡。五,不能步行或严重行动障碍,导致需要长期坐卧。

这个阶段的失智老人由于认知全面退化,功能丧失,往往长期坐卧,由此导致一系列并发症,如肺炎、皮肤溃疡、尿路感染、下肢动静脉血栓、各项功能退化等。有些失智老人伴有吞咽功能障碍,易误吸,加上进食减少,营养不良,进而抵抗力下降,从而加重感染症状。许多失智老人因感染而诱发心肺功能衰竭,最终导致死亡。

这个阶段的失智老人需要全天24小时的照护,一些照顾课程(如防治压力性损伤的方法、喂食的技巧及防范误吸等)可让家属和照料者学习到更多的照顾技巧。不过,一般进展到此阶段,家人可能要考虑专业机构的长期照护。值得大家注意的是,周边环境对失智症晚期老人仍有影响,家人的爱和关怀对他们绝对重要;另外,家人或照料者可为老人播放熟悉的音乐或按摩肢体以刺激其感官,这些都有助于保持老人与外界的沟通。

(刘欣彤)

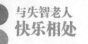
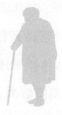

第二节 认知训练

近年来认知训练在失智症的预防及治疗中越来越受到重视。系统的认知训练可以延缓失智症的病情进展,增强失智老人自我照顾的能力,提高其生活质量,也能减轻照料者的负担。对不同程度的认知功能障碍的失智老人应如何实施智力或认知训练呢?同样的疾病在不同的人身上会有不同的表现,认知功能各领域的下降程度及表现也各不相同,有的老人记忆力下降严重,有的老人计算力退化明显,有的老人找不到合适的词语表达,但能理解字面意思。智力训练时可根据失智老人在不同认知领域的差异性,选择有针对性的认知训练方法。

常用的认知训练方法

(一)记忆力训练方法

失智老人近期记忆受损,但大部分远期记忆仍然存在。通过有意识的反复的记忆训练,可延缓记忆衰退,促进智力的恢复。这些具体方法包括:

1. 背诵

可以让老人反复无声或大声地背诵要记住的信息(如家庭住址:哪个小区、多少栋、哪一层、房号多少,重要家庭成员的电话号码,刚刚发生的事情)。记忆力下降严重的老人肯定不能和正常人相比较,因此我们要有耐心、反复多次地教老人,直至他们能够背诵。文化程度较高的老人可背诵唐诗,背诵困难者可采取循序渐进的方式,先反复抄写,也可边抄边念,后听写,最后多次默写唐诗,直到能背诵这一首唐诗。可从老人较熟悉或较简单的唐诗开始,以增加老人的信心。每天练习的时间长短应考虑老人的耐受力,兴趣高的老人可适当延长学习时间。一般一周学习1~3首新诗,下一周要复习上一周的学习内容。

2. 讲故事或联想法记忆

家人可通过编一个简单的故事或句子、顺口溜来帮助老人巩固需要记住的信息。例如:要求老人记住老师、自行车、比赛、足球这些单词,可以将这些单词放在一起编成一句话,如"老师骑自行车去看足球比赛",以便于记忆。我们也可每天给老人讲以前的故事、最近发生的事情、有趣的电视节目或图书情节等,以达到训练记忆力、注意力,锻炼语言思维及表达能力的目的。每天1~3次。

3. 往事回忆

不时让老人回忆一下家里的亲戚朋友及原来单位同事的姓名,或者前几天看过的电视内容、家中发生的事情;也可让其回忆并讲述年轻时经历的趣闻轶事或战争故事等。每天1~3次。

4. 日常生活中随时记忆

照料者在日常生活中应经常帮助失智老人识别日常生活用品,辨认亲人、朋友、公众人物的照片或图片;让老人在上下楼时数楼梯数,散步时反复多次记路标;也可在冰箱门上准备生活小贴士、记事簿等,随时提醒老人。在厕所门或卧室门贴上老人喜欢的或容易识别的彩色图样,方便老人记住特殊标识,以利于老人能顺利找到厕所、自己的卧室。

5. 游戏训练

训练记忆力的游戏种类非常多,有电子游戏训练、日常训练、集体游戏训练等多种类型。

(1)电子游戏训练:医院记忆门诊可进行相应的计算机认知功能训练,训练师可根据老人的认知功能障碍程度,设置适合老人认知训练的方法。如在电脑中下载认知训练相关的小游戏,如记忆力大考验。记忆大考验是非常简单的考验记忆力的小游戏,玩家需要在有限的时间内迅速找出游戏中两种相同的图片或某张图片所在的位置,这样便可以得分,每过一关难度便会增加一级。此游戏可以锻炼人的观察能力、记忆能力和想象能力。

(2)日常训练方法:以下介绍几种简单易行的日常训练方法。

1)给老人几件物品,如苹果、饭碗、手机、钢笔等等,然后马上收起来,让他们回忆刚才看到了什么东西。物品数量可由少到多,逐渐增加,观看的时间可由长到短。

2)给老人展示一些日常生活图片,待他们观看10秒钟后便撤去,然后让他们说出图片中出现的物品。

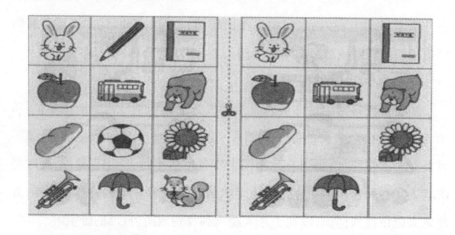

3)给老人看一些用小棒或颜色棒搭成的图形,10秒或20秒后撤去,

让他们用牙签复制出他们所看到的图形。

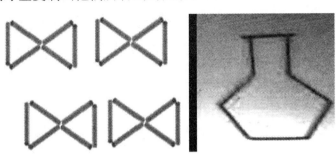

(二)注意力训练方法

注意力障碍的康复是认知康复的中心问题,虽然它只是认知障碍的一个方面,但只有纠正了注意力障碍,记忆、学习、交流、解决问题等认知障碍的康复才能有效地进行。注意力训练形式多种多样,没有固定的模式,可采用灵活多变的形式吸引老人的注意力。以下几种简易方法可供参考。

1. 示范训练

训练者将要展现的活动通过多种感觉方式呈现在老人面前,并加以语言提示,以便老人集中注意力。如打太极拳时,一边让老人看到舒展流畅的动作,一边抑扬顿挫地讲解动作要领,使老人视觉、听觉都调动起来,以加强注意力的训练。每次20分钟左右。

2. 执行训练

执行训练多以纸笔练习形式为主,如临摹字帖、临摹图案、练毛笔字或钢笔字,或根据录音带、电脑中的指示执行指令性的动作。手脑并用可更好地训练大脑。

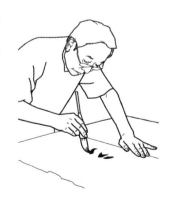

3. 找不同

训练者可先出示两支笔(一支铅笔、一支圆珠笔),再指导老人比较两者在形状、大小、颜色、长短、材料等方面的差异性或不同点。以此类推,让老人指出两个杯子、两片树叶、两个盘子、两个皮包等的异同,有文化者可将不同点写在纸上。

除了找不同外,也可选取儿童训练注意力的方法,如走迷宫、视觉追踪图卡等。

4. 配对或相反配对游戏

训练者说一个身体部位,老人用手指着身体相应的部位,即一人说:"脚",另一人要用手指着"脚"。相反配对游戏是训练者说一个身体部位,手指着身体的另一个部位,而老人则说出训练者手指的身体部位,以及指着训练者所说的身体部位。即一人说"脚"却指着"头",另一人则说"头"而指着"脚"。

5. 圈字训练或删除法

训练者先写一串字母、数字或汉字,然后让老人圈出或删除指定的字母、数字或汉字。要求先少后多,逐步增加字符。每天练习1~3次。

(三)计算能力训练

1. 做算术题

这个训练主要训练老年人的注意力、计算和推理能力。在发给老人的作业本上设计好简单的加减算术题,采用由易到难的方法设计成若干个小单元,每个小单元包含几道题,要求老人每天完成1个小单元。

2. 账目计算

让老人进行一些简单的家庭消费账目计算,如去商场购买一些日用品后,让他们算一算每样物品各花费了多少钱,共消费了多少钱,还剩下多少钱。

3. 背乘法口诀表

我国的九九乘法表是用表格的形式将全部乘法口诀整理成一个阶

梯形表,简明、清晰、逻辑性强。它是一种快速高效的数学计算方法,也是算术的基本功。背诵乘法口诀表可以有效提高老人的计算能力。

1×1=1								
1×2=2	2×2=4							
1×3=3	2×3=6	3×3=9						
1×4=4	2×4=8	3×4=12	4×4=16					
1×5=5	2×5=10	3×5=15	4×5=20	5×5=25				
1×6=6	2×6=12	3×6=18	4×6=24	5×6=30	6×6=36			
1×7=7	2×7=14	3×7=21	4×7=28	5×7=35	6×7=42	7×7=49		
1×8=8	2×8=16	3×8=24	4×8=32	5×8=40	6×8=48	7×8=56	8×8=64	
1×9=9	2×9=18	3×9=27	4×9=36	5×9=45	6×9=54	7×9=63	8×9=72	9×9=81

九九乘法口诀表

4. 其他

学习珠心算也是计算能力训练行之有效的方法,可鼓励老人多参加类似的活动。

(四)语言训练

对失智老人来说,语言功能受损是个大问题。针对受损程度的不同,应对策略和目标也不同。对语言功能受损较轻的老人,在读报纸或读故事后可让其复述一遍重要词汇。

对语言障碍非常严重的老人,如果他们发音不清楚,可教其简单的单词发音,也可让其看实物并说出名称。

对用词很贫乏的老人,可教他们一些日常生活中的简单用词。对简单谈话尚可以,但容易忘词或词不达意的老人,家属不妨多鼓励他们适当多讲,不要怕说错。

总之一定要鼓励老人多交流、多表达、多理解等,这是修复语言能力的关键。但不能操之过急,方法和进度要因人而异,循序渐进。

(五)思维能力训练

思维能力训练方法也比较多,如对一些图片、实物、清单等进行归纳分类,以及文字接龙等。

文字接龙,如字尾接龙、字头接龙、成语接龙或句子接龙,可锻炼老人的想象力及语言思维能力。比如字尾接龙由"下班"的"班"接"班长",然后由"长"接"长高",如此接下去越长越流畅,长高→高兴→兴奋→奋斗→斗士→士兵→兵器→器具→具备→……再如字头接龙,如以"冒"字接龙,冒险→冒充→冒泡……句子接龙中,训练者先说一句话,如"动物园里有大象",老人接句中最后一个词,并重新造句,如"大象生活在非洲",下一位接着最后一个词"非洲"继续下去。

(六)其他有益的认知训练

失智老人应继续保持爱好,如烹饪、园艺、书法、弹琴、歌舞、钓鱼或运动等;做手工,如缝制小饰品、剪纸、插花、折纸、解绳结等;玩智力玩具或游戏,如九宫图、搭积木、拼图等;打麻将或玩纸牌、下棋等活动。

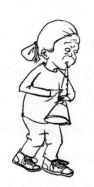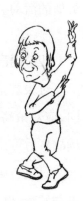

表2-1为每日认知训练执行表,照料者可以根据失智老人的具体情况、爱好、配合理解程度,选择适合失智老人的每日认知训练计划。轻中度失智老人在每一个训练项目大项(如文字活动、棋牌、手工、运动、娱乐、社交活动、日常生活)中,至少选择一个及以上的小项目进行认知训练。

举例1:文化程度高的轻度失智或轻度认知功能障碍的老人可选择每日背诵诗词1首、阅读报纸,并与家人交流30分钟;玩棋类(象棋、跳棋、麻将)1小时;拼智力拼图20分钟;跳老年健身操(或耍太极拳)30分钟,还应多参加其他娱乐或社交活动,做力所能及的家务活动,以保留日常生活自理能力。

举例2:中度失智、文化程度较低的老人可选择每日听完新闻后讲述10分钟,玩简单的纸牌,把纸牌按照从小到大的顺序排列或比较两张纸牌的大小;与家人一起散步30分钟,做手指操20分钟;数零钱15分钟;听音乐15分钟;做力所能及的家务活动以尽力保留日常生活自理能力。

表2-1　每日认知训练执行表

项目	文字活动	棋牌	手工	娱乐	社交活动	日常生活
具体方法	①背诵诗词(每周2首) ②讲故事 ③阅读报纸 ④看图说话 ⑤记日记 ⑥练书法 ……	①跳棋 ②围棋 ③象棋 ④麻将 ⑤纸牌 ⑥数独 ……	①拼图 ②搭积木 ③折纸 ④串珠子 ⑤解绳结 ⑥织毛衣 ……	①听音乐 ②弹琴 ③唱歌 ④广场舞 ⑤旅游 ……	①聊天 ②购物 ③打电话 ④参加聚会 ⑤老年大学 ……	①买菜 ②做饭 ③做清洁 ④洗衣服 ⑤洗澡 ……

备注:①请每天选择表中的1~2项活动。

②每项活动每天应进行30分钟,并做好记录,以便于和医护人员沟通。

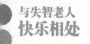
在认知训练中应注意的问题

(一)避免或减少失智老人在智能训练中的焦虑和依赖情绪

失智老人常会因记忆功能减退,记不住所学的东西,想不起认识的朋友的名字等,从而产生焦虑情绪。此时训练者要多对老人进行鼓励和表扬。同时为避免老人对家人的精心照顾产生依赖,训练中凡老人自己能做的事情一定让其自己去做,以便使老人从中获得信心及满足感。

(二)为失智老人创造一个适宜的居住环境

保持失智老人居住环境的温馨和安静,避免家庭摆设复杂化,墙壁和地板避免选用迷乱、复杂的图案。

(三)经常与失智老人保持良好的沟通

鼓励失智老人多表达自己,尽可能地让老人多了解外部的信息,多鼓励老人参加各种兴趣活动,不要让其处于封闭的生活环境中。

总之,认知训练是老年失智症康复治疗的一部分,对防治老年失智症有重要作用。坚持进行智力训练,能够延缓老年失智症的发展进程,甚至在某些方面还能取得进步。

(刘欣彤)

第三节 日常生活能力训练

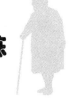

72岁的李婆婆两年前确诊为阿尔茨海默病。她现在的记忆力变得越来越差,用过的东西忘记放哪儿,洗手后忘记关水龙头,做饭时忘记放盐。李婆婆不仅记忆力差,她还经常懊恼,觉得自己很笨,什么都做不好,有时会莫名地流眼泪。她的老伴刘爷爷负责照顾李婆婆的日常生活起居。刘爷爷为了锻炼李婆婆的日常生活能力,一直鼓励李婆婆和他一起做家务。李婆婆以前很喜欢做菜,现在开火做饭对她来说已经是很危险的事情了,所以刘爷爷就邀请李婆婆帮助择菜。他们经常一边择菜一边谈论一些日常趣事。有时李婆婆择菜不干净,需要刘爷爷分步骤地示范并解释择菜的具体方法,甚至需要重新再择一遍菜。即便如此,刘爷爷始终以一颗宽容温暖的心夸赞李婆婆做得好。慢慢地,李婆婆的心情逐渐开朗起来。

日常生活能力是维持一个人的日常生活活动所必需的基本作业,即人们为了达到独立生活而每天必须反复进行的最基本的、最具共同性的活动,包括衣、食、住、行、个人卫生及与他人的交往等基本活动。

日常生活能力训练是以改善或恢复完成基本的活动能力而进行的

一系列训练活动,包括穿衣、进食、洗刷、如厕、家务等。

日常生活能力训练的目的在于提高早期、中期失智老人的生活自理能力,调动并挖掘老人的潜力,增强其独立生活的信心,达到生活自理或把对他人的依赖程度降低到最低限度;争取使晚期失智老人恢复或部分恢复基本生活功能。因此应根据病情的严重程度、老人的年龄和一般身体条件等综合考虑,选择适宜的训练方式并配合各种矫形器的使用,有针对性地进行日常生活功能训练。

日常生活能力训练的常用方法

(一)作业疗法

作业疗法是以有目的的、经过选择的作业活动为主要治疗手段,用来维持和改善老人的各种技能。就像布置作业一样,在生活中不知不觉地锻炼老人的日常生活能力。作业疗法能够帮助失智老人最大限度地改善与提高自理、工作及休闲娱乐等日常生活能力,提高生活质量,回归家庭与社会。对于脑梗死、脑出血等血管性因素导致失智老人肢体活动功能障碍的,作业疗法着重于关节活动度训练、精细动作训练、肌力增强训练、耐力训练等方面的躯体功能训练。

在日常生活中,针对老人运动障碍的程度、心理状态和兴趣爱好,设计和选择相应的作业活动,如做手工、玩游戏、做手指操、打太极、跳保健舞等复杂活动,也可选择买菜、做饭、进食、穿衣、梳洗等家务活动。因此根据老人的功能状态,设计行之有效的作业活动,这是提高疗效的关键。

作业疗法可以帮助失智老人建立规律的日常生活活动程序,如相同的穿衣顺序、物品的规律摆放,规定每个活动的具体时间和实施次数,也有助于增强老人的自信心、成就感和自我价值感。

下面是一个早中期失智老人的日常生活活动清单（表2-2），可用来激发您为心爱的老人安排活动的灵感，清单中也可以添加您觉得老人还能做的活动项目。

表2-2　失智老人日常生活活动清单

时间	活动
上午	①起床、穿衣、刷牙、梳头 ②上厕所大小便 ③做简单的饭菜，摆放碗筷、吃饭 ④协助收拾碗筷，拖地、擦桌子 ⑤洗小件衣服，晾衣服 ⑥给花草浇水 ⑦与家人一起外出购物 ⑧阅读书报 ⑨与家人一起开展简单智力活动，如做小游戏，看老照片
中午至下午	①协助做午饭，如淘米洗菜、做凉拌菜、用电饭煲蒸米饭等 ②吃午饭 ③午觉 ④聚会、聊天、去公园散步、跳舞、做操等
晚上	①准备晚餐、吃晚餐，清洗碗筷，倒垃圾 ②玩牌，看电视，做保健操 ③洗澡 ④整理床铺 ⑤上床睡觉

（二）分解任务法

当失智发展到中期以后，老人的记忆力严重下降，如果您与失智老人在交流时使用了稍微长一些的句子，那么老人经常会听了后一句，就忘记前一句，以至于很多事情都做不好，生活功能也受到严重的影响。这时，老人很容易出现焦虑、沮丧和自责的情绪。

为了让老人获得更多的成就感,我们在训练老人做一些复杂性活动时,可以先将活动内容分解成几个步骤,每一个步骤都给老人一个简单明确的提示,来帮助老人尽最大可能地完成他们仍有能力完成的事情,以最大限度地维持他们的生活功能。

比如,在穿衣服那一章节所提到的,当一个老人不清楚穿衣的顺序时,我们可以一步一步地提示老人:"来,您先拿好上衣""您把左手臂伸进来""再把右手臂伸进来""来,扣上扣子"。任务分解法适用于日常生活的各个方面,如刷牙、梳妆打扮、做简单的家务、完成某项兴趣活动等。

(三)示范法

有些老人会忘记一些事情如何做,但如果我们在一旁口头提示和示范,老人也许就会根据提示和模仿我们的动作来完成这些事情。

示范的时候,我们可应用上述的任务分解法,分步骤、分动作地一一示范,让老人模仿,以便让其更好地完成日常生活活动。

身体示范与口头提示可以应用在失智老人日常起居的方方面面,从刷牙、梳妆打扮、做简单的家务到完成某项兴趣活动等。通过身体示范与口头提示,能够激发老人尚存的生活功能,使他们获得更多的成就感和自信心。

(四)逆序协助法

为了让老人获得更多的成就感,照料者在训练老人完成一些重复性的动作时,可以先将活动内容分解,从旁协助老人完成前面的一些步骤,然后训练老人自己来完成最后一步。这样,当老人完成最后一个步骤后,就等于完成了整个任务,这样老人就比较容易获得成就感。在下次训练时,照料者可以从倒数第二个步骤开始训练,老人学会后,再从倒数第三个步骤开始训练,以此类推,让老人最大限度地掌握能独立完成的步骤。

以穿衣训练为例,如果老人要穿上一件衬衫,可分为三个步骤:①拿好衬衣,分辨正反面和前后面;②把胳膊套进衬衣袖子里;③扣上衬衣的扣子。在做穿衣训练的时候,照料者可以先训练老人完成最后一步,也就是先训练老人扣扣子。然后赞美老人自己完成了穿衣,老人看上去整洁又精神。当老人熟练地完成扣扣子的任务后,照料者在以后的训练中,可以根据老人的能力,引导老人尽可能独立完成将胳膊套进衬衣袖子的动作,以及识别衣服的前后面。

失智症不同阶段的日常生活训练重点及原则

(一)早期阶段

早期失智症老人还保留着基本的日常生活能力。他们的生活能力的下降主要表现在使用工具方面,比如忘记如何使用小家电,忘记如何使用自助提款机,不能独立处理财务,忘记乘坐哪路公交车,无法为自己准备饭菜等等。但是他们的躯

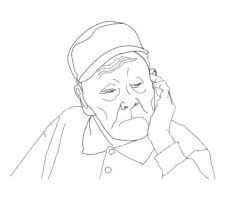

体自理能力在这一阶段还保留得比较完好,吃饭、穿衣、洗漱、梳妆、如厕等方面基本能够自理。他们也愿意通过独立处理日常生活事物来尽可能地证明自己的能力。

对于早期失智症老人,家人不要简单包办代替,应在老人切实需要

的时候,才提供指导和帮助;而且指导和帮助应尽可能不动声色地进行,避免挫伤老人的积极性和自尊心。家人也可同老人共同商量,制订有针对性的、能促进日常生活功能的作业活动,如规定每天做饭、洗碗、扫地、拖地板、洗衣服、择菜等活动的次数和时间。早期失智老人有时候会意识不到做某些事情的复杂性,有时会高估自己的能力,导致有时会做错事,或做得不够好,这时他们需要家人更多的理解、支持和鼓励。

(二)中期阶段

与早期相比,中期失智症老人的日常生活能力会出现非常明显的下降。老人不仅无法很好地使用日常生活工具,其基本的自理能力也开始明显衰退。如正常人很容易完成的吃饭、穿衣、刷牙、洗澡、大小便等,对中期失智老人来说,已经有难度了。因此在此阶段,要随时准备为老人提供日常生活上的帮助,以帮助其应对生活上的各种障碍。

在失智症的中期阶段,虽然老人已经无法记住每个生活事件的目的和步骤,但是我们可以把老人的日常生活安排得简单而有规律,还可通过训练来帮助老人恢复部分丧失的生活能力。简单、有规律的重复训练有助于老人培养熟悉感,进而给老人带来安全、舒适和自信的感觉。

因此,凡是老人有能力独立完成的工作,如洗脸、刷牙、梳头、进食、如厕等,我们要给老人充足的时间去完成,不可限定时间,少催促他们。我们要鼓励老人做力所能及的家务活,如收拾房间、扫地、擦桌子等。对于失去日常生活能力的老人,我们可采用多次提醒、反复教、反复做等方法,日复一日地训练,直至他们重新学会这些日常生活能力为止。训练时训练者要有耐心,要激发老人的兴趣,决不能训斥和嘲笑,以免伤害老人的自尊而令其拒绝今后的训练。

(三)晚期阶段

此期失智老人吃饭、穿衣、走路和刷牙等日常生活能力严重受损,将完全依赖于别人的生活照顾。照料者要在老人的生活功能方面多多用心,要关注老人的营养,及时清理大小便,保持老人的皮肤和床铺的清洁平整,预防卧床导致的并发症,避免深静脉血栓、压力性损伤、吸入性肺炎、口腔问题等可能导致的感染。根据老人的功能受损情况,做关节被动和主动运动。关节被动运动不仅能预防关节挛缩,也可以维持肌肉的弹性,延缓其萎缩。被动运动须活动到每个关节,作各个关节轴向的全范围运动,每日1~2遍,每个关节活动每遍3~5次,每次在极限位置停留1~2秒。

我们可以采取一些措施,尽量让老人感觉宁静和喜悦,如耐心的陪伴、轻声的话语、温柔的抚触,还可为老人播放轻缓的音乐、提供松软的食物和毛绒玩具等。

在失智症晚期,日常生活康复训练有一定的难度,失智老人需要长期反复训练,才能获得一定的效果。对日常基本生活能力尚有所保留并稍能合作的老人,应从基本的生活功能着手训练,如刷牙、吃饭、穿衣、大小便和洗澡等方面。以吃饭为例,训练时可分为喂食→自喂加协喂→自行进食三个步骤,在此过程中,把每一步的具体动作加以分解进行训练。如先训练老人的握勺动作,再训练其将装饭的小勺送到嘴边,最后训练其向嘴里填送食物。当用勺进食的几个步骤训练熟练后,再进行连贯动作的练习。如果老人尚存在部分进食的能力,照顾者需适当协助老人进食。

(刘欣彤)

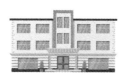

第四节　身体活动和运动

　　李爷爷65岁，最近半年他出现了记忆下降，容易忘事，经常找不到东西，有时记不住约会的情况，常常需要做笔记提醒自己要做的事情。他性格如常，日常生活能力和以前相比也没有变化。医生给他的诊断是"轻度认知障碍"。他平时没有运动的习惯。

　　张婆婆72岁，最近1年她出现了记忆下降的现象，总是忘记近期发生的事情，而以前的事情还能记得。她总爱重复提问，忘记东西放在哪里，甚至怀疑别人偷她东西，容易发怒。她外出乘车、购物时必须要人陪同，基本日常生活尚能自理。医生给她的诊断是"轻度失智症"。她平时喜欢跳坝坝舞。

　　吴婆婆78岁，患失智症已经6年。她对以前经历的事情的记忆很模糊了，不认识以前的同事和朋友了，但还认识自己的亲人，因此只能在家附近走走，不能单独外出。她经常出现幻觉、妄想、夜间到处行走的现象，日常生活需要家人帮助。医生给她的诊断是"中度失智症"。她平时喜欢练太极拳，但现在也不练了。

　　鲁爷爷85岁，患失智症已经9年。他现在言语很少，不认识家人，尚可走，可简单配合吃饭，而洗澡、穿衣、大小便则需要家人照料。医生给他的诊断是"重度失智症"。

> 　　陈婆婆87岁,患失智症已经12年。她现在只能卧床,不能说话及与人交流,偶尔会发出吼声,身体僵硬,不能活动,生活完全需要家人照顾。医生给她的诊断是"极重度(终末期)失智症"。

　　在我们的临床工作中,遇到的老人失智的程度轻重不一,但无论是轻度认知障碍,还是失智症极重度阶段,我们都会建议他们进行力所能及的身体活动和运动。为什么运动是一个常规推荐呢? 因为越来越多的研究证明,身体活动尤其是有氧运动,可以通过改善老人的身体状态及心理状态,从而有效地改善老人的认知功能,减轻其精神行为症状。因此,家人和照料者应该与失智老人一起,制订一个身体活动计划,坚持完成,并根据失智症的严重程度,及时调整运动方案。

失智老人运动的总原则

　　一,让老人和照料者一起度过愉快的时光,建议开展双方都有兴趣而没有输赢胜负的活动。

　　二,根据老人的运动能力进行循序渐进、持之以恒的训练。

　　三,活动应符合老人的兴趣喜好。

　　四,根据老人的身体状况,选择符合老人能力和体力的活动。

　　五,照料者应尊重老人,从旁陪伴,欣赏老人的努力,多做鼓励。

　　六,当老人表示不能坚持时,鼓励其继续进行。

　　七,提供恰当的协助,增加老人的主动性和满足感。

　　八,制订时间表,安排每天同一时段进行运动,使老人的生活更有规律,形成习惯。

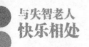
失智老人运动的注意事项

(一)忌激烈竞赛

老人不论参加哪种运动项目,目的都在于参与、健身,强调适度锻炼,不能争强好胜,更忌与别人争高低,否则激烈竞赛不仅使老人的体能无法承受,而且还可能引起运动损伤。

(二)忌憋气

憋气可以造成心脏血液输出量骤增,血压上升,脑供血猛然增加,容易引发脑血管意外。同时,老人的呼吸肌力量减弱,肺的纤维结缔组织增多,肺泡的弹性降低,如果在体育活动时屏气,易损坏呼吸肌和导致肺泡破裂而发生支气管咯血等现象。因此,进行任何体育锻炼时都必须配合有节奏的自然呼吸,缓解对血管的压力。

(三)忌头部过度旋转活动

老人的血管壁会逐渐变硬,弹性较差,做一些类似于低头、弯腰、仰头的倒置动作时,容易发生血液流向头部,而导致血管破裂,甚至引起脑出血。当突然抬头恢复正常体位时,血液又快速流向躯干和下肢,导致脑部发生贫血,而出现两眼发黑、站立不稳,甚至摔倒的情况。因此老人在运动时,动作要轻缓一些,慢一些为好。

(四)忌急于求成

老人对体力负荷适应能力差,运动时应有较长时间的适应阶段,运动量要慢慢增加,要循序渐进,切忌操之过急,否则容易引起急性和慢性损伤。

(五)忌急速摇摆旋转

老人协调性差,平衡能力弱,腿部力量不足,步履缓慢,肢体移动迟钝,做各种急速旋转动作时应轻缓一些。

(六)忌快速运动

由于老人的心肌收缩力减弱,血管壁弹性下降,管腔狭窄,血液压力增大,势必使心脏负担加大。再由于老人的呼吸系统功能已经减弱,肺活量和通气量减少且供氧不足,快速运动时的耗氧加大,因此极易导致缺氧昏晕的现象出现。尤其是患有心脏病和高血压病者,快速运动将致使其脉搏率和血压骤然升高而发生意外。

(七)忌进食后、酒后运动

老人消化机能差,进食后运动会影响消化功能,并容易导致胃肠道疾病的发生。酒精能刺激大脑,使心跳加速、血管扩张,酒后运动易诱发心绞痛及脑血管意外。

(八)忌穿紧身衣裤、硬底鞋、拖鞋等做运动

老人由于骨关节系统衰老,特别容易发生运动损伤;硬底鞋弹性差,地面反作用力也大,因此穿硬底鞋运动时易损伤小腿肌腱和关节组织;穿拖鞋容易滑倒,导致扭伤或发生骨折。因此活动时宜选择舒适的衣服鞋袜,最好是运动服和运动鞋。

(九)运动前进行充分的准备活动,避免运动损伤

老人运动前应做一些专门性练习,如慢跑、徒手操,以活动各关节、

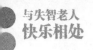
韧带和肌肉,使人体能适应运动的要求。准备活动一般为10分钟。

(十)运动后及时进行整理放松运动

老人运动后可采取慢跑、四肢放松摆动、局部按摩等多种放松方式。整理活动的时间一般为5~10分钟。

适合失智老人的运动

对于失智老人,目前国内外都还没有专门的运动方式推荐。考虑到大多数失智老人的运动能力完整,因此可以选择和普通老人一样的运动方式。尤其是对于轻度认知障碍、轻中度失智老人而言,其运动能力仍然正常,和健康老人、成人相当,因此各种有氧运动、抗阻力运动和柔韧性运动都可以进行,建议运动强度达到中等以上。当失智症进展到重度时,老人往往身体出现衰弱现象,运动强度不一定要达到中等强度。而对于终末期的失智老人,就需要家人或照料者帮助他们进行身体活动,防止关节变形、肌肉萎缩等。

目前还没有研究能证实哪一项运动对失智老人最好,所以,只要老人能坚持的运动就是最好的,家人或者照料者应该从老人的生活习惯和个性特点中获得启发,去选择一项或几项适合老人,让老人乐意接受并有信心去坚持完成的运动。

(一)有氧运动

1. 有氧运动的定义

有氧运动是指人体在氧气充分供应的情况下进行的,以躯干、四肢等大肌肉群参与为主,有节律、时间较长、能够维持在一个稳定状态的身体活动,如长跑、步行、骑车、游泳等。这类活动形式需要氧气参与能量供应,以有氧代谢为主要供能途径,也称耐力运动。它有助于提高人体认知功能、增进心肺功能、降低血压和血糖、增加胰岛素的敏感性、改善血脂和内分泌系统的调节功能,能提高骨密度、减少体内脂肪蓄积、控制不健康的体重增加。

2. 有氧运动的运动强度

根据目前的科学证据,有益于老人健康的身体活动总量应达到每周150分钟以上中等强度,或每周75分钟以上高强度,频度至少每周3~5天,最好每天进行。考虑到失智老人一般年龄较大,建议运动强度达到中等强度即可。

运动强度是指身体活动时在一定时间内消耗的能量大小,一般分为低、中、高三种强度。衡量身体活动强度的专业术语是"代谢当量(MET,梅脱)",即相对于安静休息时身体活动的能量代谢水平。1个MET相当于每公斤体重每小时消耗1.05Kcal能量的活动强度。一般认为≥6MET为高强度,3~5.9MET为中等强度,1.1~2.9MET为低强度。

但是,这种判断方法需要专业人士进行评估。我们在日常活动中如何评估运动强度呢?可根据自己的感觉判断运动强度(表2-3)。中等强度活动的自我感觉有:心跳和呼吸加快,用力但不吃力,可以随着呼吸的节奏连续说话,但不能放声歌唱。一般认为当心率达到最大心率的60%~75%时,身体活动水平就达到了"中等强度"。最大心率可以用"220—年龄"这一公式来计算。

表2-3 判断运动强度的办法

运动强度	自我感知	讲话测试	相当于最大心率百分数(%)
低强度	较轻	能说话和唱歌	40~59
中等强度	稍累	能说话,不能唱歌	60~75
高强度	累	说话困难	>75

3. 适合失智老人的有氧运动

轻度认知障碍和轻度失智老人由于学习能力和理解能力相对较好,因此可以从事一些相对复杂的有氧运动,比如太极拳、舞蹈、健身操、乒乓球。

中重度失智老人由于学习能力下降,记忆减退明显,比较复杂的运动对他们而言可能比较困难,建议选择相对容易和简单的运动,比如快走、慢跑、家务劳动。

下表列出了一些比较适合失智老人的运动方式和推荐的活动量(表2-4)。

表2-4 部分适合失智老人的有氧运动每周推荐活动量

	活动项目	运动强度	推荐时间
步行	4千米/时,水平地面/下楼/下山	中	218分钟
	5.6千米/时,水平地面/中慢速上楼	中	180分钟
跑步	慢跑(6千米/时)	高	103分钟
	中速跑(8千米/时)	高	90分钟
	快跑(9.6千米/时)	高	72分钟
骑车	12~16千米/时	中	180分钟
	16~19千米/时	高	120分钟
文娱活动	跳健身操	中	206分钟
	乒乓球运动、太极拳	中	180分钟
	羽毛球运动	中	160分钟

续表

	活动项目	运动强度	推荐时间
文娱活动	网球运动	中	144分钟
	跳舞	中	131分钟
家居活动	整理床铺,搬桌椅	中	218分钟
	清扫地毯	中	180分钟
	拖地板、吸尘	中	174分钟
	照看孩子	中	240分钟

4.运动量的计算

从表2-4中我们可以看到不同的活动每周推荐的时间是不同的。这些时间是怎么计算出来的呢？在我国,推荐使用"千步当量"来换算不同的运动所能达到的强度,以4千米/时的速度(3分钟行走200米)步行10分钟的活动量为1个千步当量,大约为1000步。

常见的相当于1千步当量的身体活动方式包括:

◇快走10分钟(1000步)　　◇健身操6分钟

◇慢跑3分钟　　　　　　　◇中速骑车7分钟

◇中速游泳3分钟　　　　　◇拖地8分钟

◇负重快走5分钟　　　　　◇照看孩子11分钟

◇熨烫衣服15分钟

大多数失智老人的运动能力都是正常的,因此他们和普通老人的活动量可保持一致,推荐每天活动量为6~10个千步当量,每周活动量为24~30个千步当量,大约就是每天步行6 000~10 000步的活动量就可以了。

下面给大家介绍几种适合失智老人的有氧运动。

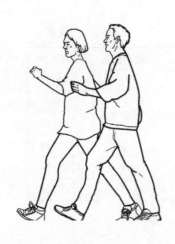

（1）步行：每天清晨及傍晚在空气清新的地方步行，有助于刺激脑细胞，延缓神经细胞退化进程。建议以每分钟大约100~120步的速度进行，每天至少30分钟，最好60分钟。这种运动适合于轻、中、重度失智老人。如果身体状况允许，最好每天进行。但需量力而行，开始锻炼时老人可以分次进行，如每天3次，每次10分钟。此外，找个同伴（亲朋好友，甚至宠物）一起，更容易持之以恒。

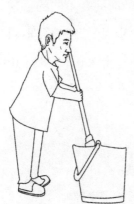

（2）家务活动：洗衣、做饭、扫地、看孩子等家务活动，既可以锻炼失智老人的日常生活能力，也可以折算成千步当量纳入每日运动量中。一般而言，扫地8分钟、整理床铺10分钟、看孩子11分钟、煮饭13分钟、熨烫衣服15分钟就相当于1千步当量的活动量。因此，每天进行30分钟左右的家务劳动对轻、中、重度失智老人都是适合的。

（3）小球类运动：乒乓球及羽毛球运动需要调动视觉、听觉等感觉器官对来球做出准确的判断和反应，因此该类运动具有勤动脑的特点，可以锻炼老人的反应能力、锻炼人脑对周围事物的灵敏性。老年人经常参加这些小球类运动，可以延缓认知减退，维持思维敏度和保持记忆力。

由于乒乓球及羽毛球运动在我国比较普及，很多人从小就学习，到老年期也会保留这项技能。因此，乒乓球及羽毛球也是适合轻、中度失智老人的运动。建议每天进行乒乓球运动30分钟或羽毛球运动20分钟。

（4）跳舞：跳舞能同时调动大脑中多个区域的神经功能，能有效锻炼手部及眼睛之间的协调能力,帮助维持认知功能;同时,跳舞也是一项有趣的社交活动,有利于失智老人社交能力的恢复或提高。

对于失智老人而言,跳舞的目的不是追求完美或专业程度,只要按照老人所能达到的水平去跳舞即可,且不宜跳过于剧烈的舞蹈,跳舞前最好测量一下血压和脉搏。建议老人选择节拍小于每分钟100步的舞蹈,如扭秧歌、健身舞、芭蕾、现代舞、扇子舞等有氧、中等强度的舞蹈。其中,广场舞(坝坝舞)是最常见的舞蹈锻炼方式,锻炼量为每天1~2小时最佳。跳舞适合轻、中度失智老人。

(5)太极拳:太极拳通过意念和呼吸与动作配合,可促进大脑神经细胞的功能完善,使人体神经系统兴奋和抑制过程得到协调,对认知障碍、失眠等有一定的防治作用。每次以练习40~60分钟,休息20分钟左右为宜,注意适可而止,量力而行,练拳时动作应尽量柔和、放松、自然、缓慢。太极拳适合轻、中度失智老人。

如果体质较弱,老人应根据自身的情况适当缩短练习时间,延长休息时间,以不疲劳为准。患有高血压、心脏病的老人,在做"分腿""踢腿""下势"等动作时,注意不要用力抬腿或下蹲,只要意识上想到了,同样可以得到锻炼效果。

(6)骑车:骑车运动需要老人有较好的视空间能力、判断和反应能力、平衡能力等,因此仅仅适合轻度认知障碍、很早期的失智老人。即使认知功能轻度下降的老人,骑车时也最好有人陪同,以免发生意外。由于中速骑车7分钟相当于1个千步当量,如果老人能从事这项运动,建议每天骑车约20分钟。

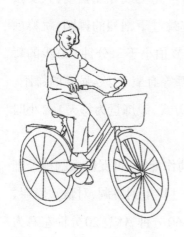

小贴士

①车子一定要与老人的身高相适应,不要勉强地改变身体的姿势来适应车辆。②骑车时上体应稍前倾,但不宜过分低头。腰部稍弯曲,两肩放松,两臂伸直。③在踏蹬车运行时,上身不要左右摇摆。

(二)抗阻力运动

1. 抗阻力运动的定义

抗阻力运动为肌肉在克服外来阻力时进行的主动运动,又称为抗阻训练。阻力的大小根据肌力而定,以经过用力后能克服阻力完成运动为度。各国抗阻训练研究结果表明,抗阻训练应该每周进行2~3天,锻炼需要涉及主要大肌肉群,以中等强度为主(即接近40%的最大承受力的强度)。对于老人来说,抗阻训练器材宜采用弹力带或哑铃。对于初参加抗阻训练的老人,要有不少于8周的小负荷训练适应期。

2. 失智老人进行抗阻力运动的必要性

随着年龄的增长,人体内的肌肉在不断地流失。有研究显示,30岁以后人体内的肌肉每年减少1%,到了60岁以后,肌肉的损失会更加迅速,直接导致运动能力大幅度下降,行动变得迟缓,步行速度降低,甚至应付日常生活都会困难重重,比如搬行李、上厕所、上楼梯等。失智老人由于认知功能下降,变得"懒惰",不爱活动,因此肌肉丢失会更加迅速,导致肢体更加衰弱,生活能力更加受损。因此,我们需要重视失智老人的肌肉维持。而研究显示,增加肌肉重量和力量的唯一办法是进行力量训练,即参加抗阻力训练。因此,在进行有氧运动的同时,家人和照料者还需要陪同失智老人进行抗阻力运动。适合失智老人的抗阻力运动包括举哑铃、弹力带运动、拉力器运动等。

3. 进行抗阻力运动的注意事项

(1)根据老人的力量情况,选择合适的训练负荷(如哑铃重量);老人训练的时候要有人陪同,并且根据老人的情况及时做出强度调整。

(2)教会老人掌握正确的抗阻力训练的技术动作。

(3)训练中对老人的关节运动范围要有所控制,保证其在完成抗阻力运动时不至于产生疼痛。

(4)老人在训练中要保持正常的呼吸。

(5)为了提高老人的平衡能力和肌肉间的协调能力,应当进行一些站立位的抗阻力练习。

(6)如果训练导致了老人情绪或者慢性疾病的波动,那么训练就应当立即停止。

(7)如果老人患有肌肉损伤、严重的关节炎、骨骼畸形,或者心脑血管疾病不稳定、高血压控制不佳时,需谨慎从事抗阻力训练。

4. 适合失智老人的抗阻力运动

(1)弹力带训练:

运动处方

强度:选择中等强度的弹力带(女28磅,男36磅)。

频率:每周2~3天(隔天进行)。

动作数量:8~10个涉及全身主要肌群的动作。

动作组数:2~4组。

动作重复次数：从10~15次逐渐减少到8~12次。

组间间隔：2~3分钟。

适宜度：肌肉稍有疲劳感、酸胀较重时应减量，有任何疼痛感则立即停止。

推荐方案

①肩部肌群练习：

动作要领

动作1：站姿，躯干伸直并保持稳定，脚固定弹力带。双手将弹力带向前抬起，到最高处缓慢放下，注意肘伸直不要弯曲。

动作2：站姿同动作1。双手将弹力带向两侧方抬起，到最高处缓慢放下，注意肘伸直不要弯曲。

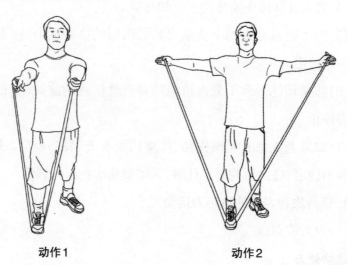

动作1   动作2

动作3：站姿同动作1。可单脚固定弹力带，练习过程中另一脚提起，也可以单手练习，同动作1和动作2，向前方或者侧方拉起弹力带。

动作4：站姿，躯干伸直稳定。前臂伸直固定弹力带，另一手臂向后拉，或如拉弓射箭，两手可交换。

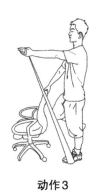

动作3

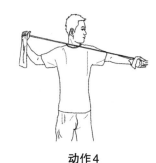

动作4

作用

可加强肩部、肩胛部肌群的力量（如三角肌、斜方肌等）。肩部力量加强训练可以提高上肢肩带的运动能力,预防肩带退行性衰老。

②上臂肌群练习:

动作要领

动作1:站姿,躯干伸直稳定,脚固定弹力带。双手持带,做屈肘运动,到最高处缓慢放下。也可以采用坐姿练习。

动作2:站姿同动作1。双手持带,向上做提拉运动,提拉到胸前,缓慢放下。也可以采用坐姿练习。

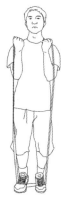

动作1

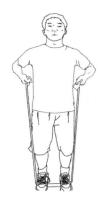

动作2

作用

可加强上臂部以及肩部肌群的力量(如肱二头肌、三角肌等)。上臂部力量加强训练可以提高上肢的屈伸运动能力。

③胸背肌群练习:

动作要领

动作1:站姿,肘关节伸直,躯干伸直稳定。将弹力带绕一圈固定在手上,双手由前向两侧平拉开,拉到最大处缓慢放回。也可采用坐姿练习。

动作2:站姿同动作1。弹力带举过头后顶部,保持肘伸直,向头后方下拉,拉到最大处缓慢放回。也可在头前、头后交换做下拉练习。

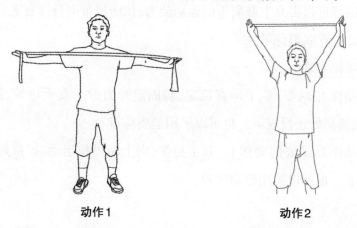

动作1   动作2

作用

可加强胸部、背部肌群的力量(如胸大肌、背阔肌等)。胸背部力量加强训练可以提高胸廓、脊柱的运动和稳定能力,增强呼吸能力。

④腰腹肌群练习:

动作要领

动作1:坐姿,弹力带可固定在其他物体上。双手握住弹力带,身体前倾到最大位置,然后缓慢回位。注意头和身体保持在一个平面,头不要低下。

动作2:坐姿,弹力带套双脚,缓慢做仰卧起坐。弹力带也可以固定在头后方的物体上,以增加负荷。注意要靠背部发力,而上肢固定不要发力。

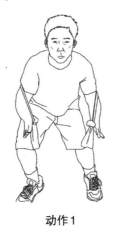

动作1

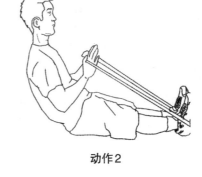

动作2

作用

可加强腰腹部肌群的力量,加强对脊柱的保护,减少腰背痛。

⑤下肢肌群练习:

动作要领

动作1:半蹲位,将弹力带踩在脚下,双手持带固定,缓慢做起立和下蹲动作,注意双手肘关节伸直,不要用手提拉。也可以单脚做练习。

动作2:站姿。弹力带套在小腿上,单脚支撑,大腿带动小腿,向外侧展开,然后缓慢收回。弹力带也可以固定在外侧的桌椅上,单脚向内侧收,然后缓慢复原。

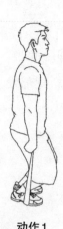 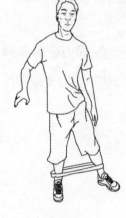

动作1　　　　　　　　　　动作2

作用

可加强下肢肌群的力量(如臀大肌、股四头肌等)。下肢力量加强训练可以提高走、跑等基本的运动能力,预防下肢退行性衰老,提高身体平衡能力,减少跌倒风险。

(2)举哑铃:

运动处方

强度:选择4~6公斤/只的哑铃,也可按最大举起重量的65%~85%来选择。

频率:每周2~3天(隔天进行)。

时间:20~30分钟。

适宜度:肌肉稍有疲劳感、酸胀较重时应减量,有任何疼痛感则立即停止。

推荐方案

①胸部练习:仰卧,哑铃推举8~15下。要领:仰卧在凳子上,双手持哑铃居胸部两侧,用力举起,然后慢慢下降至大小臂夹角小于90度,然后再发力推起。

②背部练习:屈腿硬拉10~15下。要领:双手持哑铃,双腿站立与肩同宽,大小腿夹角保持在120度,挺胸收腹,上身慢慢下降到与地面平行时,使劲拉起哑铃,直至身体完全挺直。全程须保持全身肌肉紧张,哑铃须保持贴着身体。

③腿部练习:负重深蹲6~15下。要领:双手持哑铃,双腿站立与肩同宽,挺胸收腹,下蹲至大腿平行于地面,用力站起来。

(三)柔韧性运动

1. 柔韧性运动的定义

柔韧性运动是指一系列的关节活动,主要是拉伸肌肉。活动原则是在不感到疼痛的前提下,缓慢地伸展到肌肉的最大范围,伸展后持续至少15秒(30秒更好)。失智老人进行的柔韧性运动主要体现在其他运动前的准备活动和结束后的整理活动,量力而行即可。

2. 失智老人柔韧性运动的必要性

失智老人往往不愿意活动,这样会导致肌肉紧张,关节不能全方位地活动,关节韧带运动范围缩小,最终容易因突然运动引起运动伤害。通过柔韧性训练,能扩大关节韧带的活动范围,有助于做较大幅度的动作,有利于提高身体活动的灵活性和协调性,老人更容易弯腰、翻转和伸展肢体,也能改善身体的敏捷和姿态。此外,锻炼时,肌肉的拉伸有助于降低肌肉紧张度,使僵硬的肌肉得到松弛,防止肌肉痉挛,减轻肌肉的疲劳。并且,肌肉的拉伸还能增加肌肉韧带的弹性,加强肌肉韧带的营养供应,延缓肌肉韧带的衰老,延缓血管壁的弹性的衰老和皮肤的松弛。

3. 进行柔韧性运动的注意事项

(1)要以静力性牵张练习为主,减少冲击性牵张练习,以防止练习过程中发生运动损伤。以拉伸大腿后侧腘绳肌为例,将腿放在把杆上,双手摸到脚尖,保持不动,这就是静力性牵张练习。如果躯干前后移动,手摸一下脚尖后,身体就起来一下,再摸,再起,如此重复的动作,就是冲击性牵张练习。

(2)在主动练习的过程中要控制好牵张强度,掌握适中的牵拉强度,以便更好地达到锻炼效果和避免损伤。

(3)练习之前要充分做好准备活动。

(4)注意场地的器材以及着装的安全性。

(5)在牵拉的过程中有可能会出现微小的损伤,练习后进行降温的处理可以缓解症状的加重。

4. 柔韧性训练的运动处方

强度:中等强度。

频率:最好每天进行,也可每周2~3天(隔天进行)。

动作时间:维持15~30秒。

动作组数:每个动作2~4次。

组间间隔:30秒~1分钟。

适宜度:活动关节时自觉关节有些紧或者略微有点不舒服即可。

5. 推荐的柔韧性运动

(1)肩部练习:单人锻炼时可以寻找一个稳定的支持物,面对支持物,手扶一定高度,上体前俯,做下振压肩动作。

两人或多人锻炼时,两人面对面站立,互相扶按肩部,做身体前屈的振动压肩动作。

(2)腰部练习:直角坐在垫子上,两腿伸直、挺胸,向前折体弯腰,两手尽量伸向前方,使胸部贴近腿部,并持续一段时间。

(3)腿部练习:面对肋木或高的支撑物,单腿提起,脚跟放在上面,两腿伸直、立腰、收髋,上体前屈,向前向下振压,左右腿交替进行。

（4）踝部练习：跪在垫子上，臀部压在踝关节处，向下振压。还可进行脚外侧走、脚尖走、脚跟走和脚内侧走，以牵拉踝关节韧带。

（5）指关节练习：手指操属于健美操，主要针对人们日常中的具体问题与具体对象而设计。民间医学从多年的研究中发现，手指对于人的健康起到十分重要的作用。手指操能起到消除疲劳、减轻精神负担、缓解紧张情绪的作用。

第一组

动作1：吐气握拳，用力吸足气并放开手指。

动作2：用一只手的食指和拇指揉捏另一只手的手指，从大拇指开始，每指做10秒。

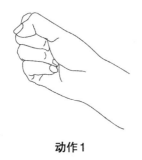

动作1

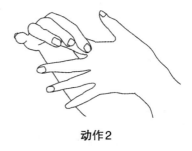

动作2

动作3：吸足气用力握拳。握拳时将拇指握在掌心。用力吐气同时急速依次伸开小指、无名指、中指、食指。双手均做若干次。

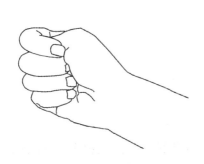

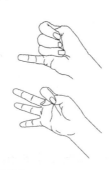

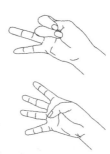

动作3

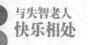
动作4：刺激各指端穴位。用其余各指依次按压拇指。

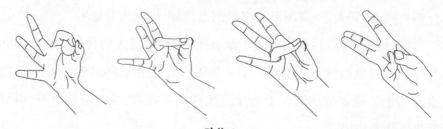

动作4

动作5：用拇指按压各指指根。

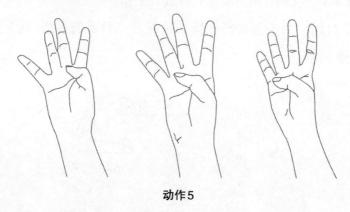

动作5

动作6：双手手腕伸直，五指靠拢，然后张开，反复做若干次。

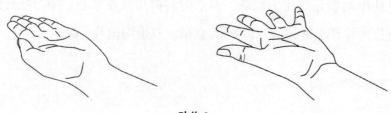

动作6

第二组

动作1：抬肘与胸平，两手手指相对，互相按压，用力深吸气，特别是拇指和小指要用力。边吐气,边用力按。

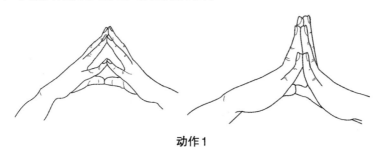

动作1

动作2:将腕抬到与胸同高的位置上,双手对应手指互勾,用力向两侧拉。

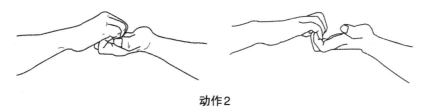

动作2

动作3:用右手的拇指与左手的食指、右手的食指与左手的拇指交替相触,使两手手指交替运动,熟练后加速。再以右手拇指与左手中指、左手拇指与右手中指交替作相触的动作,依次类推直做到小指。

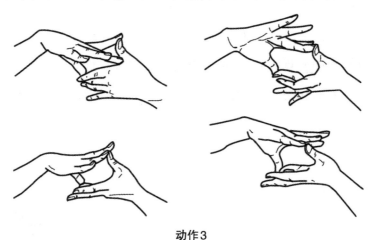

动作3

动作4:双手手指交叉相握,手指伸向手指,以腕为轴来回自由转动。

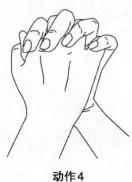

动作4

动作5:肘抬至与胸同高的位置上,使各指依次弯曲,并用力按压掌心。

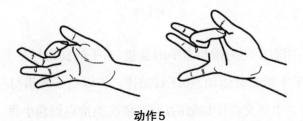

动作5

当大家掌握了这些运动知识之后,如何为失智老人制订个性化的全面的运动处方呢?总体而言,推荐全身性有氧运动每天30分钟以上,柔韧性运动每天5~10分钟,抗阻力训练每周2~3次,兴趣运动每月1~2次。

回到开篇的五位失智老人，我们建议的处方如下：

轻度认知障碍的李爷爷

每天步行60分钟，每分钟100步以上。

步行前先做肩部、腿部和踝部伸展运动及柔韧性运动10分钟。

每周二、五进行哑铃训练，从2公斤/只哑铃开始，根据个人力量情况，逐渐增加到5公斤/只哑铃。

学习打乒乓球，每周1次，每次40分钟。

小贴士

对于轻度认知障碍的老人，我们希望通过各种环节使其维持认知功能水平，甚至恢复到以前的状态，因此推荐学习新的运动。

轻度失智症的张婆婆

每天跳舞30分钟。

跳舞前后做准备活动，进行身体各处伸展运动和柔韧性运动各10分钟。

每周二、五进行哑铃训练，从2公斤/只哑铃开始，根据个人力量情况，逐渐增加到5公斤/只哑铃。

如果老人愿意，可以学习打太极拳，每周1次，每次40分钟。

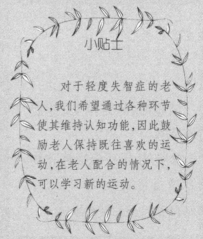

小贴士

对于轻度失智症的老人，我们希望通过各种环节使其维持认知功能，因此鼓励老人保持既往喜欢的运动，在老人配合的情况下，可以学习新的运动。

中度失智症的吴婆婆

每天步行30分钟,每分钟100步以上。

步行前先做肩部、腿部和踝部伸展运动及柔韧性运动10分钟。

每天做家务活动30分钟。

双手、单手推墙活动,每组25次,共2组,组间需间隔1分钟。技术要领:面对墙距离30cm站立,双手扶墙,身体倒向双手,然后双手推墙至手臂伸直,换左、右手以单手重复,然后侧身,左右手依次推墙。

高抬腿走(上身直立,大腿抬高尽量与地面平行)1分钟,共4组,组间需间隔1分钟。

重度失智症的鲁爷爷

每天步行30分钟,步行速度量力而行。

家务活动每天30分钟。

极重度(终末期)失智症的陈婆婆

只能由家人和照料者帮助其活动关节、按摩等,以防止肌肉萎缩和关节僵硬。

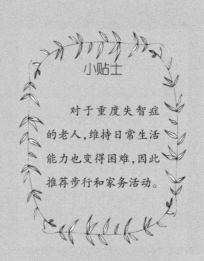

小贴士

对于重度失智症的老人,维持日常生活能力也变得困难,因此推荐步行和家务活动。

(高原 吕洋)

第三章　生活照料

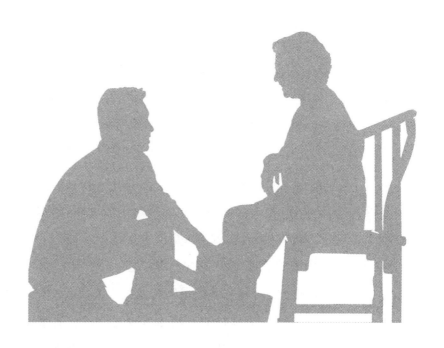

第一节 日常生活照料的原则

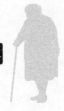

> 赵婆婆是一位70岁的失智老人,她最近外出买菜时,总是忘记要买什么,还经常算错账,家务活也不如从前,甚至有时候也会忘记洗澡。赵婆婆因此变得紧张和害怕。老伴和儿子都很着急,不知怎么帮助老人处理生活中的困难。

赵婆婆在生活中遇到的困难是失智老人经常遇到的问题,在医学上被称之为"日常生活能力下降"。那么什么是日常生活能力呢?

日常生活能力是指人类在日常生活中所从事的各种一般性活动,包括日常起居、工作、家务、休闲等。日常生活能力下降是失智症的一大类症状,主要是由于记忆障碍以及其他认知能力下降,逐渐出现工作、社交和生活的困难,需要家人的帮助。随着病情的进展,到晚期时当事人会变得完全依赖他人,给家庭带来沉重的负担。

面对生活中的困难,家人和照料者该怎么帮助他们呢?

首先,家人和照料者应该尊重失智老人。失智老人与正常老年人一样,拥有基本的需求。在疾病的早期,他们希望自己仍然拥有自立、完整的生活,能自行决定自己的生活,在家庭中享有应有的地位;希望他人能理解与尊重自己的情感。随着疾病进展,他们对自己的安全问题、生活能力和社会功能等诸多方面非常担心和忧虑。因此,在照料的过程中,应最大限度地利用他们的残留功能,允许他们有自主行为,促进和维持老人的独立能力。家属和照料者表现出来的理解和尊重将帮助他们继续体会生活的价值和乐趣。

其次,家属和照料者应该对失智老人的生活能力进行评估,从而更好地针对老人缺失的能力进行帮助。日常生活能力的评估包括两方面,即基本日常生活能力(如吃饭、穿衣、洗澡等)评定,和工具性生活能力(如处理财务、购物、驾驶、服药等)。笔者常用各种量表来评估患者的基本生活能力,在家中,我们不妨通过下面的问卷简单评估自家老人的生活能力(表3-1)。

表3-1　日常生活能力量表(圈出最合适的情况)

序号	项　　目	完全 独立	有些 困难	需要 帮助	无法 完成
1	吃饭	1	2	3	4
2	穿衣、脱衣	1	2	3	4
3	梳头、刷牙	1	2	3	4
4	剪脚指甲	1	2	3	4
5	洗澡(水已放好)	1	2	3	4
6	定时去厕所	1	2	3	4
7	上下床、坐下或站起	1	2	3	4
8	在平坦的室内走动	1	2	3	4
9	上下楼梯	1	2	3	4
10	提水煮饭、洗澡	1	2	3	4
11	自己搭乘公共交通	1	2	3	4
12	到家附近的地方去(步行范围)	1	2	3	4
13	自己做饭(包括生火)	1	2	3	4
14	做家务	1	2	3	4
15	吃药	1	2	3	4

续表

序号	项　目	完全独立	有些困难	需要帮助	无法完成
16	洗自己的衣服	1	2	3	4
17	逛街、购物	1	2	3	4
18	打电话	1	2	3	4
19	处理自己的钱财	1	2	3	4
20	独自在家	1	2	3	4

注:这个问卷的前10项是基本日常生活能力,后10项是工具性生活能力,满分80分,分数越高,说明受试者的功能障碍越明显。单项分1分为正常,2~4分为功能下降,凡是2项或以上超过3分,或者总分在22分以上,提示受测试者有明显的功能障碍。

有了上面这些基本知识,我们将对不同程度失智症的照料原则进行简单阐述,以便家人和照料者根据失智老人的情况给予指导和帮助。

轻度失智症:此阶段老人往往只有性格的改变和短期记忆衰退,基本的日常生活能力仍保留,但某些使用工具的能力,如处理财务、乘车、做家务、使用家电等能力有所下降。照料者不应给予老人过度的照顾,而主要是督促老人有计划地料理生活,日常生活起居要有规律;注意老人的饮食、营养和日常的清洁卫生,使老人能坚持适度地运动、参加多种社会活动、拥有愉悦的心情,使老人尽可能长时间、较大程度地维持独立生活的能力。

中度失智症:此阶段老人的认知功能逐渐减退,日常生活能力降低,需要照料者帮助老人应对生活中的各种障碍。建议照料者协助老人进行简单、有规律的生活自理行为,培养老人的自信心和安全感,陪同他们完成力所能及的任务,体会参与的乐趣。此期失智老人行为紊乱比较明显,容易走失,应特别注意技巧护理和防走失。

重度失智症:此阶段老人丧失了生活自理能力,完全依赖于照料者。照料者需要关注失智老人的皮肤、口腔、营养、排泄等基本生理情况,避免压力性损伤、吸入性肺炎、坠积性肺炎、深静脉血栓、废用综合征等卧床并发症,尽量让老人保持舒适。

接下来,我们将对各种生活照料措施给予建议,希望能够帮助失智症家庭更加轻松地生活。

如厕和大小便失禁

对轻中度失智老人,我们应指导其在没有帮助的情况下方便、安全地使用厕所;对于不能独立如厕的老人,我们应提供帮助,包括解释步骤、改造厕所、增加标示等。大小便失禁是晚期认知障碍老人常见的问题,也是家人对其进行生活照料时比较困扰的问题。当老人出现大小便失禁时应首先寻找原因并治疗,如感染、药物不良反应、神经源性膀胱、前列腺疾病、肠道疾病等。对于无原因的大小便失禁,行为治疗可能有助于减轻症状,如定时如厕、鼓励排泄、改变生活方式、生物反馈治疗、盆底肌肉训练等。其中,改善生活方式包括保持皮肤清洁、局部搽抹隔离霜、增加锻炼、增加水果和膳食纤维的摄入、减少咖啡和碳水化合物的摄入。当病情进展到非常严重的时候,老人往往不能自主大小便,这时需要为失禁老人准备防水床垫,及时更换和清洁床上用品、便盆、失禁裤或无纺垫/布垫等。

进食和饮食

对于任何阶段的失智老人,照料者都应该提供愉快的、如家的就餐环境和合理膳食,并根据老人的饮食喜好提供色香味俱全的多样化饮

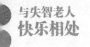
食,保证充足的能量和营养素的供给。如果没有某种营养素缺乏,不建议在饮食中补充单一营养素(如Omega-3脂肪酸、B族维生素、叶酸、维生素E、硒、铜、维生素D)来改善认知功能。当老人出现营养不良时,口服营养制剂可以有效改善营养状态。尽量鼓励老人经口进食,避免饮食限制。当疾病进展或应激时,老人经口摄入的能量低于预期的50%,且周期超过10天时,建议管饲,给予肠内营养制剂(商品化的全营养素),如果留置鼻胃管时间超过4周,应当考虑胃造瘘术。如果管饲有禁忌或者不能耐受者,可以短期内选择肠外营养。如果老人需要进行肠内外营养支持,则建议和医生联系获取最佳方案。

穿 衣

我们应简化老人对衣物的选择,协助老人穿上合适的衣物,保持整洁的外形;根据老人的穿衣能力的缺失程度,给予相应的支持和照料。

梳洗能力

我们应鼓励并指导老人完成梳头、剪指甲、剃须等个人清洁;保持老人个人卫生整洁度;协助老人保持着装得体。提醒老人刷牙时要全面、细致;帮助无法进行口腔护理的老人护理口腔卫生;定期检查老人的牙齿及假牙。

身体活动

认知障碍的老人身体活动能力多数能够维持,因此可以每周至少进行50分钟的中等强度的运动,建议每周5次,每次至少30分钟,以长期规律的有氧运动为基础,运动的形式可以根据老人既往的爱好制订个性化方案,如快步走、慢跑、健身操、舞蹈、太极拳等都是适合的运动方式。此外,可以根据老人的情况,增加抗阻力训练,包括渐进抗阻力练习法(如哑铃、杠铃、弹簧拉力器)、负重训练(如俯卧撑、下蹲起立、仰卧起坐)等,建议每周至少2次以上,在理想的重量下用正确的姿势每组重复8~12次为佳。在运动中应注意量力而行,循序渐进,防止运动损伤。当晚期失智老人运动困难时,照料者应尽量每天帮助老人活动肌肉和关节,以免发生关节变形、肌肉萎缩等并发症。

洗澡和皮肤清洁

我们应营造舒适的洗浴环境,尊重老人的习惯,定期洗澡或擦澡。注意简化洗澡过程,使用无香味、含脂成分较多的肥皂;保持老人的皮肤清洁干爽,帮助老人进行皮肤护理,正确使用护肤液湿润皮肤,避免因干燥而导致皮肤瘙痒;经常检查老人的皮肤,注意有无损伤,发现问题应及时处理。

购　物

我们应鼓励并指导老人记住需要购买的物品;帮助老人找到商店的位置,确保交通安全,保证不迷路;帮助老人选择合适的商品;帮助老人付款。

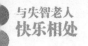

驾驶和乘车

当老人处于轻度认知障碍或轻度失智阶段,且认知功能测试(需要专业人员进行测评)提示有较好的注意力、视空间能力、定向能力时,我们可以考虑让老人驾驶,但需要照料者陪同。如果临床痴呆评定量表(CDR,一种评价失智症严重程度的量表,需要专业人员评估)对老人的评分大于1,则建议老人停止驾驶。当老人需要乘坐交通工具时,需要照料者陪同,帮助老人找到站台,选择合适的交通路线,提醒老人及时下车。

食物烹调

我们要了解老人的烹饪习惯和常规;鼓励老人准备烹调的原材料和操作食谱,必要时给予帮助;鼓励老人按照食谱依次完成烹饪步骤,必要时给予提醒及帮助;保证烹饪过程的安全。

家务维持

我们应鼓励老人完成家务活动并达到一定的整洁程度,如洗碗、铺床、叠被、扫地等,必要时解释步骤。如果老人认知障碍加重,整洁程度未达到预期,此时我们仍要给予老人鼓励,尽量协助老人完成家务。

洗　衣

我们应鼓励老人整理需要清洗的衣物,准备好洗衣的用具和清洗剂,必要时解释洗衣的步骤,提醒老人关好水龙头。

使用电话

我们要了解老人既往使用电话的能力;提醒老人查找电话簿,鼓励老人独立拨打电话和接听电话;发现老人使用电话的能力改变时应及时给予帮助。

服药管理

我们要了解老人所服用的药物的服用剂量、服用方法、副作用及注意事项;按照医生的处方制订服药时间表,帮助老人按时、按量服药,并做好服药记录;妥善保管药物,避免老人过量服药或误服药物,保证安全;发现和处理老人拒绝服药的原因,就服药问题咨询医生。

处理财务

了解老人既往处理财务的状况;提醒或帮助老人处理日常的账单,如水电气、电话费等;协助老人处理银行存款、理财等。

(吕洋)

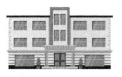

117

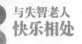

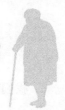

第二节　与失智老人沟通的技巧

王爷爷近半年来出现了进行性记忆力下降,每天都反复问同一个问题:你去哪儿了? 怎么不告诉我? 无论家人说多少遍,只要他不累,看到家人就会问同样的问题。他会没事儿就揉衣角,还经常把隔壁老张认成小李,闹出很多笑话和不愉快。对此,家人感觉很无奈。无论家人告诉他多少遍,可他还是记不住。王爷爷的家人很苦恼,怎么办呢?

根据表现,王爷爷可能是患了老年失智症。失智老人经常会出现一些让旁人和家人感到困惑或困难的事情,譬如:漫游、错认、重复动作、重复问同一个问题、不知疲倦地纠结自己与别人意见不统一的问题等,让人难于应对。虽然失智老人出现了记忆、行为、交流方面的问题。但是,他们仍然是情感完整、理智的人,需要得到我们的尊重和关注。

失智症对沟通的影响

失智症对大脑皮层的影响广泛且复杂,失智老人呈现的症状或缺陷会因大脑皮层区不同的破坏而出现差异。失智老人在疾病初期可能表现正常,但随着疾病进展,老人会因此而出现不同程度、不同性质、不同表现的沟通障碍。即使是同一期的失智症,所表现出来的沟通能力也各不相同。

失智老人呈现的沟通障碍,由最初的找字困难开始。比如,非特定的名词替代或选择模糊,句子空洞,重复选用相同的词组,如"这个花长得漂亮,形状漂亮,开得漂亮,很漂亮"。后来逐渐发展成阅读减退、喃喃自语、沉默、回音症,甚至出现奇怪的说话方式和内容,严重困扰老人在生活中与人的正常沟通。

(一)失智症初期

在失智症初期,失智老人的社交会谈能力仍保持较好,但对信息的接收、思考时间延长,交谈时常自主更换谈论的话题或转移话题,对地名、人名的记忆出现困难。失智老人在见到熟悉的人时,不能说出该人的名字;向外人介绍外孙时,不能说出他们之间的伦理关系,只能说出"这是我女儿的儿子","我女儿的儿子很孝顺她妈妈的爸爸";看到厕所时,只能说出"这是解便的地方"。此期的失智老人为应对短暂的记忆缺失,会很聪明地用技巧应对,试图不让他人发现他们记忆出现了问题。

1. 标准的应对反应与社交技巧

失智老人在一些社交场合会用"真有意思""真好""真高兴看到这个场景""真的吗?没有人告诉过我"等无主要内容和特定对象的语言和情感来掩饰自己。

2. 闲谈

失智老人有时会对事情做合理化甚至虚构的解释,以降低自己的不安,并期望不被对方察觉。例如:一位高血压老人近期血压升高,但探究血压升高的原因时,她会以家里吵闹、睡眠不好等原因取代饮食过咸的

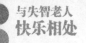
原因。

3.奉承、恭维

失智老人常常试图赞美对方来掩饰自己的记忆缺失,以免被他人发现。如女儿去问老爸昨天交水电气费的事情,老人却主动拉着女儿的手说:"你看我来了""怎么皮肤变好了呢""我发觉我女儿越来越漂亮了""我现在记忆还不错,你给我交代需要我做的事情吧""我要锻炼自己,让你少操心""不要担心我,我现在很好的,你把我照顾得很好"……以此来试图赶女儿离开自己的房间。真实情况是老人不愿女儿知道自己记忆不好,且没记住女儿所交代的事情。

4.幽默

失智老人会聪明地运用幽默来掩盖自己在抽象思考上的障碍,如采用同音字取代忘记的字符。

作为家人,尤其是儿女,应该充分评估家里老人的性格特点,有技巧、耐心地给予纠正和补充规范化表达,避免激怒老人或不顾老人的面子,以免老人会受到心灵的伤害而不配合与他人之间的互动或沟通,影响相处的氛围。这些都不利于失智老人疾病的康复。

(二)失智症中期

在失智症中期,失智老人的沟通能力更加减退,主要表现在以下方面:

第一,从命名困难发展到命名能力退化,如把所有红色系物品均归为红色,而无法使用"大红"或"猪肝红"等字词。

第二,以代名词或一般的词汇取代名词,如无法说出实物的名称而以"它""这东西""那物品"来代替。

第三,要求旁人重复问题或提示的频率增高。

第四,遵从口头指示有很大困难,常须配合肢体语言来讲解或直接以动作来引导。

第五,言语表达中,字词句结构的出现与想要表达的内容毫无关联。

第六,增加社交性问候语的使用,以应付困窘的情景,如:"你好,咱们以后再见哈！你真是一个让人难忘的人""美丽的女士,你让我印象深刻""这位小伙子很聪明,将来一定前途无量"。

第七,无法理解对方的说话内容,茫然地看着对方或转移自己的视线或直接不应对,转身离开。

第八,阅读能力和认知出现困难,如阅读熟悉的报纸头版头条逐渐变得有困难,而且对内容的理解越来越困难,无法理解报纸表达的内容,经常看很久,以后逐渐发展到不愿意看报纸。

第九,无法集中注意力。谈话中老人的思维转移到别的事情上,不再听对方说话,而去做自己现在思维中的事情。比如,家人在教老人包饺子时,老人会突然放下饺子,去数饺子的个数或看家人包得好不好,或者在家人讲话时离开,完全不理会家人。

第十,引起或主导谈话越发困难。老人不再主动发言,家人问他们事情时,他们可能回答,也可能不回答;当其他人都发言完毕,要求老人发言时,老人会无话可说,然后表现出无可奈何或无动于衷的状态。

第十一,遗忘社交会谈中应遵循的礼节。如老人会很近地观察他人,然后说出"你脸上好多痣哦,可以去取了"等让人难堪的话。这是因为失智老人缺乏应景性的场合沟通交流能力。

(三)失智症重度期

此期老人无法用语言和他人沟通,只能说简单的字,或说话含糊不清,别人甚至完全无法理解他们说话的内容,甚至完全失语。对此期的老

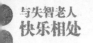

人,我们要更注重对他们的生活照顾,维护老人的尊严,且要善于观察老人的需求,以使需要能及时满足。

与失智老人沟通的注意事项

我们知晓了失智症的相关知识后,在和失智老人沟通时,首先,要一视同仁、不歧视、不讥笑;其次,要特别关注老人的情绪变化,尽量满足其合理要求;最后,要注意沟通交流的技巧,尽量不惹恼老人。现将失智老人沟通时的注意事项罗列出来,希望能引起大家的关注,增强与失智老人成功沟通的经历。

(一)沟通的原则

第一,我们要尊重老人,但勿过多保护,以免影响老人的自主发挥。

第二,记得全面评估影响沟通的其他障碍,如视、听觉障碍,以利于调整沟通的方式。

第三,小心谨慎地评估老人的个性特征,保持沟通时间、空间的调整。

第四,渐进、温和地接近老人,以免使老人紧张,影响沟通效果。

第五,事先考虑好如何与老人沟通,即"如何说,怎么说",减少因无语氛围而出现的挫败感。

第六,言语沟通与良好的非言语相结合,才能实现有效沟通。

第七,依据情景状态随机应变,应用合适的沟通技巧,以增强沟通的效果。

(二)沟通的方式

沟通包括言语和非言语两种方式,言语沟通就是通过说话进行沟通,非言语沟通就是采用言语之外的方式,如表情、动作、姿势、触摸等。通过适当的沟通方法,使失智老人感受到家人及外界对他的支持,从而减少无助感或挫败感。

1. 言语沟通的要诀

(1)留意周围的环境,嘈杂的沟通环境会妨碍信息交流和影响双方的情绪。

(2)发现老人的听觉或视觉有障碍时,应先带其找专科医生做详细检查。

(3)沟通者务必做到和蔼、微笑,让老人感受到真诚和关爱。

(4)务必首先向老人做自我介绍,让老人认识我们,明白我们与他们的关系或让他们知道我们要与他们做什么,让老人有心理准备。

(5)以老人惯用的名字称呼他们,但须征得本人同意。

(6)谈话时采用简短及易懂字句,说话速度适中、咬字清楚及语调平和,尽可能用老人熟悉的语言。

(7)尝试以当日发生的事情、人物、地点、天气等作为谈话的开始。

(8)选择老人熟悉的话题,保持对话流畅。

(9)给予老人充裕的时间思考问题。老人回答时,给予实时鼓励,如微笑、口头赞赏等;如果老人想不起来所问的问题,听者要重复问题,耐心启发,促进思考。

(10)耐心聆听老人说话,当老人发出求助信号时,听者应立即给予支持和适当的帮助。

(11)尝试弄懂老人的一些语意不清的语句。

(12)当老人找不到适当用语或应对出现困难时,不宜马上纠正,以免令老人难堪,可提示或转换话题。例如:"您刚刚提及曾经去过……",可让老人填补未完成的句子。

(13)语言应生动、有趣、抑扬顿挫,可以带有幽默感。

2. 言语沟通的禁忌

(1)不可以命令的方式与老人讲话。

(2)当与老人意见不同时,不可与老人争论。

(3)与老人谈话时不可采用较大声调,以免让其感到被"呼喝"。

(4)不可在老人面前谈论或嘲讽对方或他人的错失。

(5)不可用代名词如"他"或"它"去代表某些人物或物品,以免令老人感到迷茫。

3. 非言语沟通的技巧

当言语交流能力逐渐下降时,非言语沟通就变得很重要。适当的手势动作、平和的声音、温柔的触摸和微笑等,都有助于传递说话者要表达的信息。同样,老人的肢体语言也会帮助听者了解他们想要表达的感受和要求。有时尽管没有语言表达,我们也能理解老人的感受。因此护理者、照料者或家属要注意适时对老人的潜在感受,如焦虑情绪等做出反应,及时评估问题,积极应对处理。

(1)适当运用拥抱:评估老人的需求,必要时采取拥抱的方式表达对他们的理解与支持。

(2)注意观察老人的身体语言:当老人丧失言语沟通的能力时,通常他们会用一些非言语的方式表达想法,此时多给予鼓励、赞赏,使老人感受到自己的重要性,并由此与听者建立信赖的关系。

(3)注意他人的身体语言:避免负性信息如斜眼、抱胸、鄙视、不耐烦的躁动等肢体语言。

(4)像观察婴儿的需求那样,从老人的肢体语言、含糊不清的话语甚至叫喊中评估老人的意图与需求。

(5)不吝啬我们的大拇指表示鼓励与赞赏,这个很重要。

（6）微笑与阳光般的鼓励，对老人非常管用，且很有激励作用。

（7）握手，不仅仅是爱的传递，更是温暖与信心的传递。

（8）睡觉、吃饭、活动等肢体语言的使用，会增强沟通理解，对老人来说无疑是良好的正能量。

王爷爷的家人在学习了老年失智症的相关知识和与失智老人的沟通交流技巧后，不再感到害怕，而是积极去试着理解老人、关心老人，用言语和非言语沟通技巧加强了对老人的理解和支持；陪老人去看医生，尊重老人的意愿，不刺激老人，对老人有耐心，让老人有安全感。通过药物和非药物的治疗，王爷爷的病情得到了控制，没有再出现之前的那些症状，沟通交流也顺畅多了，对此全家人都非常开心。

（何锡珍）

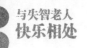

第三节 饮食的合理搭配

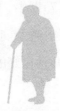

张先生对患失智症的父亲很用心,老人想吃的,他都尽量满足,比如红烧肉、火锅、酸菜鱼头、糖醋带鱼等等。可是,医生却说他父亲的饮食不太合理。虽然张先生做到了顺应老人的需求,但是食物搭配却不合理,他很急切地想知道,既然饮食和营养对提高失智老人的生命质量有着密切的联系,那么,失智老人需要摄入哪些营养呢?

失智老人的饮食准备及饮食注意事项

失智老人由于认知功能的下降,对进食的需求会变得和以往不同,而且存在选择困难和进食能力下降,因此照料者要给予老人更多的耐心,仔细观察他们的进食情况,注意以下问题:

(一)评估使用餐具的能力

失智老人能否使用筷子、勺子、叉子,能否自行将食物送入口腔。

(二)评估咀嚼消化的能力

失智老人能否进行咀嚼吞咽,吞咽速度如何,有无饮水呛咳现象,有无饮食中突然出现发愣、眼瞪、脸憋红、急迫的表现。

(三)评估消化排泄的能力

失智老人能否对食物进行消化;失智老人大小便的具体情况,大便的颜色、性状、量、次数、排便的轻松及难易程度等。

(四)评估平素饮食习惯

根据失智老人的饮食习惯,合理烹饪和进行膳食搭配,注意食物的色、香、味及是否易消化等特点。

(五)餐具选择

失智老人使用的餐具最好选择不易破损的不锈钢制品,进食时不要让老人用尖锐的刀、叉,勺子要选方便握持的,筷子要选不易滑掉的。

(六)过烫的器皿的放置距离

盛有过烫食物的器皿一定要远离失智老人,以免老人被烫伤。

(七)进餐环境要求

保持进餐环境的光线明亮,但是不能刺眼。柔和愉悦的气氛更利于老人主动进餐。

(八)食物盛装要求

对能自己进食的失智老人,照料者可把几种菜肴放到一个托盘里,但鱼肉要注意把骨刺提前剔净。若老人不能自行进食,需要旁人喂食

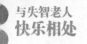

的,可以将食物混合好后再进行喂食,这样会增加饮食咀嚼的美味感。

(九)食物加工要求

食物要切成小块,以方便老人食用。

(十)食物性状提醒

不要让老人吃黏性太强的食品,如糍粑、汤圆等;吞咽障碍或饮水呛咳者最好选择稠性糊状食物;液体和固体食物也要分开,以降低老人误吸的可能性。

(十一)进餐尊严

吃饭时,给老人系上进餐围裙或围兜,以免老人把衣服弄脏。需喂食时应调整老人至坐位、半坐位、头高位等体位,以便于饮食及安全;一次不要喂太多,速度不宜太快;待老人吞咽完再喂下一口;给老人足够的咀嚼时间和愉悦的进餐氛围,使老人进食的食物能得到充分的消化和吸收。

失智老人的食物选择与营养搭配

(一)合理的食物选择

失智老人的食物选择很重要。丰富而有针对性的营养素的摄入,可以延缓大脑衰退,健脑,增强记忆,促进老人生活质量的提高。

1. 多吃健脑益智食物

失智老人可以多吃核桃、芝麻、莲子、黄花菜、花生、大枣、桑葚、桂圆、葡萄、荔枝、松子、山楂、鱼等食物。

2. 补充含胆碱及卵磷脂丰富的食物

失智老人要多吃含胆碱及卵磷脂丰富的食物。含胆碱最佳的食物有鱼、瘦肉、鸡蛋(特别是蛋黄)等。含卵磷脂最佳的食物有脑类、蛋黄、芝麻、花生等。

3. 多吃抗氧化食物

鱼类、海产品、奶油、鸡蛋、牛奶、橙黄色和绿色蔬菜富含维生素A、维生素C、维生素E,失智老人要多吃。

4. 注意矿物质的补充

失智老人要注意补充钙、镁、钾、硒。镁在绿色蔬菜、坚果中含量丰富;钾在蔬菜和水果,尤其是黄色蔬菜、水果中含量丰富;硒在海洋食物和动物肝脏及肉类中含量丰富。

(二)科学的饮食搭配

饮食搭配时应丰富多样,如果还想科学搭配食物,可以按照食物交换份选择食物。能够提供90Kcal热量的食物为1份"食物交换份"。我们可以把常见的食物所能提供的能量按照食物交换份进行量化,从而更好地进行食物品种的搭配,更加科学地为失智老人提供营养。

这种方法需要按体重计算失智老人需要的食物热量。第一步:明确老人每天膳食中需要摄入的总热量;第二步:明确能吃多少"份"食物;第三步:在食物中,科学地选择老人需要的食物。

第一步:明确老人每天膳食中需要摄入的总热量

①这个热量值确定的基础是"标准体重":

标准体重(kg)=身高(cm)-105

身高的单位是cm,以笔者为例,笔者的身高是165cm,标准体重就是165-105=60(kg)

②明确劳动强度:

劳动强度按每日每公斤标准体重所需能量(Kcal)核算。

劳动强度	所需能量
休息	25~30
轻度体力劳动者	30~35
中度体力劳动者	35~40
重度体力劳动者	>40

③按照标准体重计算每日需要摄入的总热量:

以笔者为例,笔者属于轻体力劳动者,体重为60kg,每日每公斤标准体重所需的总热能量为30Kcal,每日需要能量为60×30=1 800(Kcal)。

第二步:明确能吃多少"份"食物

我们把能够提供90Kcal热量的食物设为1份,首先需要计算我们每天需要多少份食物。按照我国食物营养分类,一般将食物分为谷薯类、蔬果类、肉蛋类、豆乳类、油脂类等五类。我们要按照每天所需能量的不同,选择合适的食物"份数"(表3-2至表3-8)。

表3-2　不同能量所需的各类食品交换份数

能量(Kcal)	食物份数	谷薯类	蔬果类	肉蛋类	豆乳类	油脂类
1 200	14	6	1	3	2	2
1 400	16	8	1	3	2	2
1 600	18	10	1	3	2	2
1 800	20	12	1	3	2	2
2 000	22	14	1	3	2	2

笔者对饮食的选择大致如下：

早餐：2份谷薯、1份肉蛋、1份奶制品。

中餐：4份谷薯、2份肉蛋、1份蔬菜、1份油脂。

晚餐：4份谷薯、1份肉蛋、1份豆制品、1份油脂。

根据个人喜好，笔者按照食物交换份搭配的三餐如下：

早餐：1碗25g米煮的稀饭、1个25g面粉做的馒头、1个鸡蛋、1杯酸奶。

上午间餐：1个苹果。

中餐：100g米饭（4份谷薯类4×25=100g）、100g用一份油脂（10g）炒的瘦肉、100g胡萝卜、250g蒸菜。

下午间餐：1个梨子。

晚餐：50g干面、250g小白菜、1个鸡蛋、1杯酸奶。

第三步：科学地选择自己需要的食物

在营养学上，各种食物所能提供的能量并不完全相同，我们可以通过查询相关数据来获得某种食物的交换份，并根据老人的爱好选择食物种类，注意食物的多样化。

表3-3　谷薯类食物交换份(90Kcal/份)

食品	重量(g)	食品	重量(g)
大米、小米、糯米、薏米	25	苏打饼干、油饼、油条	25
米粉、面粉、玉米面	25	干莲子	25
玉米渣、高粱米	25	干粉条	25
燕麦片、荞麦面、苦荞面	25	馒头、窝窝头、咸面包	35
混合面粉	25	烙饼、烧饼	35
各种干面条、龙须面、通心粉	25	各种生水面条	35
		土豆、红薯	100
绿豆、红豆、芸豆、干豌豆	25	湿粉皮	150
		玉米棒子	200

表3-4　肉蛋食物交换份(90Kcal/份)

食品	重量(g)	食品	重量(g)
肥瘦猪肉	25	鸡蛋、鸭蛋、松花蛋1个(带壳)	60
熟火腿、香肠	20	鹌鹑蛋(6个带壳)	60
熟叉烧肉(无糖)、午餐肉	35	鸡蛋清	150
熟酱肉、熟酱鸭、大肉肠	35	带鱼、草鱼、比目鱼、甲鱼、鲤鱼	80
熟猪牛羊肉	50	大黄鱼、鳝鱼、鲢鱼、鲫鱼	80
鸭肉、鹅肉、带骨排骨	50	对虾、青虾、鲜贝	100
兔肉、蟹肉、水浸鱿鱼	100	水浸海参	350

表3-5　豆奶类食物交换份（90Kcal/份）

食品	重量(g)	食品	重量(g)
腐竹	25	北豆腐	15
大豆	25	南豆腐	60
大豆粉	25	豆浆(1份黄豆+8份重量水磨浆)	60
奶粉	25		
芡粉	25	牛奶	160
乳酪	25	无糖酸奶	130

表3-6　果蔬类食物交换份（90Kcal/份）

食品	重量(g)	食品	重量(g)
大白菜、莲花白、菠菜	500	南瓜、花菜、倭瓜	350
韭菜、茴香菜、芹菜	500	鲜豇豆、扁豆、洋葱、蒜苗	250
莴笋、油菜薹、苤蓝	500		
冬瓜、苦瓜、西红柿	500	胡萝卜	200
黄瓜、丝瓜、茄子	500	山药、荸荠、藕	150
芥蓝菜、苋菜	500	芋头、百合、茨菇	100
白萝卜、茭白、冬笋、青椒	400	鲜豌豆、毛豆	70

表3-7　水果类食物交换份（90Kcal/份）

食品	重量(g)	食品	重量(g)
苹果、梨子、桃子	200	葡萄	200
橘子、橙子、柚子	200	香蕉、荔枝、柿子	150
猕猴桃	200	草莓	300
李子、杏	200	西瓜	500

表3-8 油脂类食物交换份(90Kcal/份)

食品	重量(g)	食品	重量(g)
花生油、香油(1汤匙)	10	猪油	10
菜籽油、玉米油(1汤匙)	10	牛油	10
豆油(1汤匙)	10	羊油	10
红花油(1汤匙)	10	黄油	10

(三)三餐饮食搭配示范

三餐搭配对失智老人的营养素的全面摄入有很重要的影响,早餐要吃好:碳水化合物、蛋白质、蔬果、牛奶、坚果可自由搭配品种,食物应易咀嚼;中餐要吃饱:荤素均有,满足口味的同时注重营养素的全面搭配,品种多样,但要控制总量;晚餐相对简单:素食最好,利于消化,可减轻胃肠道和脏器负担。具体搭配如表3-9。

表3-9 失智老人三餐搭配示范

	早餐	中餐	晚餐
搭配原则	以中度含糖(碳水化合物)及富含优质蛋白的食品为主,脂肪含量宜少。	高蛋白、低脂肪、碳水化合物适量,多选择一些富含胆碱的食物。	高碳水化合物、低蛋白、低脂肪,六七分饱足够。

续表

	早餐	中餐	晚餐
食物种类	馒头、包子、面包、蛋糕、面条、稀粥取其一；鸡蛋、鸭蛋、鹌鹑蛋、鸽子蛋取其一；牛奶、豆浆取其一；水果、蔬菜少许；咸菜、豆腐乳取其一；几粒可咀嚼的坚果。	一荤一素一汤。荤菜：宜少油脂，以鸡鸭鱼肉为主，肉质鲜嫩、易咀嚼；蔬菜：少筋，易咀嚼，做成蔬菜丁，或菜糊，或块根蔬菜，如土豆山药糊；汤：易咀嚼蔬菜、豆腐、西红柿、紫菜等均可，少油，少盐。	素食为主，根据喜好，米饭、面食均可，食物应易消化，少油腻。
搭配示范	馒头或面条50~100g，鸡蛋1个，果蔬150g（小黄瓜1根），牛奶1杯或豆浆1杯（1杯约200~250mL）。	150g米饭（或馒头），150g鸡肉（或鱼肉），100g豆制品（或花生仁、果仁），250g蔬菜或水果。	100g米饭（或馒头），1个鸡蛋羹，适量蔬菜。
水果要求	三餐中间可以加水果，按老人习惯的口味准备，可以直接咀嚼，可以榨汁，以满足人体一天的维生素需求。		

饮食搭配可以根据失智老人的喜好进行同类别交换搭配，烹煮方法以营养和习惯及易消化为标准，制作应满足色香味的要求，让老人看到食物就有胃口，且满足老人一天的营养需求。

(四)失智老人无法进餐时可以进行鼻饲

随着失智症的进展，失智老人的进餐可能会变得越来越困难。必要时，家属和照料者可以将所配置的饮食做好后，用榨汁机或豆浆机将食材充分搅拌，使其成流质饮食，通过鼻胃管进行鼻饲。家人和照料者在帮助老人鼻饲的过程中，需要注意的事项如下：

1.选择合适的体位

喂食前应抬高床头，失智老人最好取半坐位或坐位，实在不行，也可抬高其头部。进行算饲时，先注射5ml空气后回抽胃液，若回抽的胃液无异常，则可进行喂食。如果发现胃液中有咖啡色物质，谨防胃部出血，应

暂停喂食,并及时与医生联系或就诊。喂食前后都应用温开水冲管(20~
30ml),喂食结束后应使老人保持体位30分钟左右,防止食物反流而导致
误吸。

2. 少食多餐

我们可以根据失智老人的胃肠道功能选择顿服或少食多餐。顿服
为300~500ml/餐,每天4~5餐,少食多餐为每餐200ml左右,每天6~10餐。

3. 保证食物的新鲜及营养

各种食物应保证新鲜,失智老人应多吃青菜、红萝卜、芹菜、菠菜、西
红柿、白菜等蔬菜,以及各种水果。这些食物富含粗纤维,可防止便秘。
还可用榨汁机将蔬果榨成汁后给老人喂食。

4. 食物温度要适宜

食物温度不可过高,以38~41℃为宜,以防过烫而损伤老人的胃黏
膜。

5. 喂食速度有讲究

喂食速度不宜过快,一般每分钟10~15mL的速度即可。

6. 流质饮食要清淡、忌油腻

食物中不可过多添加盐和糖,避免辛辣刺激性食物。肉汤应撇去上
层浮油,以防过于油腻而引起老人腹泻。

7. 牛奶及豆制品的摄入要适量

牛奶及豆制品摄入过多可造成腹胀,故每日摄入量不应超过300ml,
两餐间及夜间应喂水50~100ml,并观察老人的尿液颜色。

接下来,我们通过一个具体的案例来分析如何应对失智老人的进食
问题。

张大妈遇到难事了,家中老伴患有失智症,近几天老伴不思饮食,怎么办呢?张大妈很着急,来到我们团队寻求帮助。我们的健康教育团队给老人提供了如下应对措施:

▲评估老人,排查原因

回顾老人前一到两餐的饭量与饮食结构,观察老人有无消化不良情况;老人的大便是否正常排出;老人有无受凉感冒;有无中途加餐或偷吃;照料者有无与老人发生情绪上的冲突;饮食与老人的喜好是否冲突,食物是否能引起老人的食欲;食欲不振与睡眠有无相关性,比如没有睡醒、思睡等。

我们和张大妈仔细回顾了大爷这些天的生活细节,没有发现张大妈老伴身体有疾病,但是得知他们吵了架。这下老伴拒绝进餐的原因终于查明了。

▲对症饮食,促进所需

找到原因后,我们就能想办法解决拒食问题,为失智老人制订色香味俱全、可刺激食欲的食物,满足老人的营养需求。记住,不要强迫失智老人进食,可以分散其注意力,减轻老人对拒食的关注心理。否则,会加剧其拒食的程度,还可能引发严重后果,致使其连水也不喝。这样会更让人着急。

保障失智老人的就餐安全

失智老人能配合进餐是好事。可是,部分照料者因不注意,导致老人经常出现误吸,以致因吸入性肺炎而住院。那么,在进餐过程中,照料者应该如何保障失智老人的进餐安全呢?

(一)营造轻松的就餐环境

就餐环境应安静和谐,气氛融洽,还可播放轻松的音乐,这些都能让失智老人感受到愉悦,使他们能放心进餐,专心进餐。

(二)体位适宜、安全

根据失智老人的实际情况进行体位调整:坐位、半坐位、头高位等。

(三)饭前刷牙或漱口

鼓励失智老人自己动手,目的是保持口腔清洁,促进食欲;同时给老人一个进餐前准备的条件刺激,以后凡是进餐前刷牙漱口,老人都知道是该进餐了。老人漱口时要注意防止漱口水太多,以免引起呛咳而致漱口水误吸。

(四)小口食

给失智老人喂食时应一口一口喂,待老人吞咽完全后再喂下一口;喂食时不催促,不吵骂,也不多问问题,以免分散老人的注意力,导致食物误吸。

(五)温度适宜

食物的温度以38~41℃为宜。如果平时进餐时对温度有个性化的要求,可以根据失智老人的习惯调整食物的温度。

(六)食物的黏稠度要适宜

适当增加食物的黏稠度,这样有利于食物的吞咽。在进食时,饭和水不可同时食用,以免发生误吸。

(七)与老人共进晚餐

与家人共进晚餐,能使失智老人心情愉悦,刺激老人的食欲;但家属务必谨记与老人共进晚餐时,一定要保持愉悦和谐的气氛。

(何锡珍)

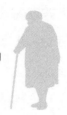

第四节 安全照护

　　工作中经常会听到失智老人的家属诉说苦恼的烦心事，如老人煮饭时把水烧干了，把药吃错了，甚至有的老人还有错把垃圾当食物吃下的情况。家人或照料者对此常常会感到压力很大，不知所措。

　　这些在我们日常工作中经常面对的烦心事都是失智症诱发的安全问题，给失智老人本身和家人及周围环境带来了极大的隐患，容易导致意外的发生，需要照料者重视和积极处理。接下来，我们一起来讨论失智症常见的安全问题。

　　安全是人们在日常工作和生活中时常挂在嘴边的一个词。其实，安全的字面意思较为明确。各类词典通常将其解释为平安、稳定、保护以及无危险、不受威胁、不出事故的一种工作和生活状态。此外，安全在一定意义上还表示进行防卫和保护的各种措施。所以，安全不仅是一种状态，还包括获得安全的措施。安全问题即是在工作和生活中遇到或可能遇到的影响其生理、心理和社会等健康的一些不安全因素或环节。失智老人由于认知功能减退，理解力、判断力和执行功能下降，比常人更容易出现安全问题。

失智症常见的安全问题

失智症康复过程缓慢,大多数老人在医院经过一段时间的治疗后都转为家庭照顾。由于失智老人不能够为自身的安全负责,也不具备评估个人的行为可能造成的后果的能力,因此,他们的行为可能带来众多危害。同时,许多家庭照料者都没有接受过失智症照护培训,不能很好地照顾失智老人,无形中给家庭和社会带来了很大的负担,因此了解失智老人的安全问题显得尤为重要。

失智老人常见的安全问题主要有自身安全、环境安全、用药安全、他人安全等几个方面。其中很多安全问题防不胜防,需要照料者有一定的了解和防范意识(表3-10)。

表3-10 失智症常见的安全问题

日常生活相关	环境相关	医疗相关	精神行为症状相关
火灾,水灾,受虐待,压疮,冻、烫伤	跌倒、走失、坠床	误吸、误服、窒息、慢性疾病加重	自杀、伤人

常见安全风险防范

(一)了解失智老人的行为与身体功能的变化,适度调整照顾和沟通方式

1. 生活作息要规律

给失智老人安排规律的生活作息,保证其每天有足够的、适宜的身体活动量。活动时间应根据失智老人的耐受度,规律中允许有弹性,依据其每天的不同状态进行调整。失智老人应适当增加肢体关节活动,以

保证个人的最大活动量。白天多进行室外活动,多接触阳光,减少睡觉的机会。对于夜间起床次数较多的失智老人,家人或照料者必须陪伴左右,以免发生意外。

2. 不可过饱,饮食以低热量物为主

失智老人每餐吃七八分饱即可,饮食以低热量食物为主,同时摄取足够的水分、营养、纤维和维生素;进餐规律化,同时间、同位置、同方式,使用简单的彩色餐具。注意失智老人的口腔清洁,避免因牙齿发炎疼痛等不适,而影响老人的情绪、进食、睡眠与活动等。

3. 厕所标识要清楚

厕所门口要有显眼的图案或标识:马桶周边颜色鲜明,让失智老人容易看到与辨认厕所。定时引导其上厕所,辨认其尿/便意讯号(如拉扯裤子)。从傍晚开始减少失智老人的饮水量,以减少其半夜上厕所的频率或尿失禁的风险。对失禁的失智老人一定要有爱心和耐心,要顾及其尊严,减少尴尬。

4. 选择款式简单、易穿脱的衣服

可给予失智老人自主决定权,但选择种类不可过于复杂,二选一就行。应注意天气改变,及时协助老人增减衣物。

5. 选择合适的洗澡时机

洗澡应选在失智老人心情好的时候或评估最适合洗澡的时候。依失智老人的状况弹性调整方式:可坐着洗、可站着洗、可在浴室洗、可在厕所洗、可在房间擦洗、可分段洗(上厕所时洗下半身、心情好时洗上半身)。没必要天天洗,每周两到三次即可。

(二)掌握常见家居安全风险防范指导的技能

1. 防火灾、水灾

家里的天然气最好安装安全阀,使其不能轻易被打开;水龙头可使用感应式。打火机、火柴等引火物品要藏好。

2. 防受虐

部分人不能理解失智症这种病,或不能正确对待老人失智这一事实,对失智老人进行身体虐待(包括暴力行为、不适当的限制或关禁闭、剥夺睡眠等)、精神心理虐待或语言虐待(包括贬低老人,辱骂老人等)、经济剥削或物质虐待(非法使用,或不适当使用,或侵吞老人的财产和资金;强迫老人更改遗嘱或其他法律文件;经济骗局或诈骗计划),或者忽视老人(不提供食物、干净的衣服、安全舒适的住所;未能防止老人受到身体上的伤害)等。

家人或其他家庭成员应仔细观察失智老人及主要照料者的变化,及时发现并制止这类行为,保护老人的身心健康。

3. 防压力性损伤

注意保持失智老人的床单和衣着的干净整洁,床单要平整无渣屑;协助老人定时改变体位,卧床的老人至少每2小时改变一次体位,通常左右卧位(侧卧时身体与床的角度不要太大,避免呈90°)和平卧轮换,长期坐轮椅的老人应每30分钟改变一下受力点。管理好老人的大小便,解便后及时用温热水替老人清洗,避免浸渍造成皮肤损伤。特别提醒:不要给老人垫环形的垫圈。

4. 防冻、烫伤

冬天,失智老人的房间最好开暖空调或暖气,同时给老人搭配合适的衣裤保暖,避免使用电热毯、热水袋、暖宝宝等取暖设备。家里安装暖气片的要注意做好保护措施,确保老人不能直接接触发热片。选用恒温

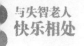

热水器,烧水器和开水瓶应放在老人够不着的位置。

5. 防跌倒

失智老人的动作常常会变得笨拙,易因行走不稳而发生跌倒。减少家中容易导致失智老人跌倒受伤的环境因素(见本章第五节家居环境安全)。照料者应加强对老人的看管,视线不离开老人,老人不便时能及时协助。老人的生活环境应相对固定。行动不变的老人应使用合适的助行器,并定期检查助行器,并更换磨损胶脚。使用轮椅的老人,须经常检查其轮椅的刹车制动手闸,若失效则及时更换;在轮椅上放坐垫或水垫以预防压力性损伤。另外可使用定位腕表,以便老人在出现危险时可及时求救。

6. 防走失

许多轻度失智老人独自出门是没有问题的,因此他们仍保持平常外出购物、散步、到朋友家串门的生活习惯,甚至还能自己乘车出门参加一些社会活动。但是考虑到失智老人的定向感与判断力较差,还是建议其独自活动时,以自家附近熟悉的区域或经常行走的固定路线为主。如果要到较远或陌生的地方,建议有家人或照料者陪同为宜。最重要的是为老人做好预防走失的准备。常用的方法包括:失智老人携带手机、佩戴黄手环、携带识别物品或紧急联络人的联系方式和家庭住址、佩戴有GPS卫星定位功能的手机或手表。另外,家中可加装复杂的锁,以画或门帘遮盖门,门上加装风铃或感应式门铃。

7. 防坠床

床的高低应根据失智老人的身高来调整,以老人站在床边能轻易坐上,双脚能自然放在地面上为宜,最好是一边靠墙,必要时在另一边加装床栏。

8. 防误吸和窒息

老人的咀嚼吞咽功能下降,饮水时可能会出现呛咳。如果进食的时候没有细嚼慢咽，或是吞服较大的药丸，老人都很容易发生卡喉或呛咳，从而引起窒息。照料者不仅要为老人提供一个安静舒适的进餐环境，注意食物搭配，还应在老人身边安排专人照看，提醒老人慢慢嚼碎后再吞，吃完一口再吃下一口。注意观察老人进食的情况和反应。

9. 防误服药品

药品应由照料者统一管理，按时协助服用，可放在上锁的柜子里或老人够不着的地方。家里其他人的药物也不要轻易乱放。

10. 防慢性疾病加重

照料者应了解老人所患有的慢性疾病，定期安排老人到医院随访，陪伴老人定期进行健康体检（每年1次），帮助老人控制好慢病、预防脏器功能衰竭，且通过各种健康教育掌握一定的急救知识，发生紧急情况时能及时判断老人出现的急症并呼救120。

11. 防自伤、自杀

失智老人生活的环境里不要有锐器或其他可伤人的物品，注意观察老人的情绪与活动，如其出现自伤的兆头，要及时做好保护措施。如果老人出现伤人的行为，被攻击者应及时躲避，同时注意保护老人的安全，用恰当的方式转移老人的注意力。

失智老人的家庭照护对其安全非常重要，照料者只有掌握科学照料的方法，才能更好地促进失智老人的身心健康，减少安全风险，帮助他们提高生活质量，减轻或延缓老人因失智症出现的安全问题。与此同时，照料者也是失智老人生活的支柱，希望广大照料者与失智老人快乐相处，关爱失智老人，从生活点滴做起，让爱留忆，用心照护，让乐常随。

（杨君）

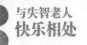
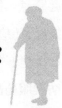

第五节　家居环境安全

　　刘女士很急切地想知道：搬了新家，房子宽敞明亮，有光滑的地板、松软的布艺沙发、舒适的席梦思床垫、错层的大房子、雪白的床单被褥，但患有失智症的老爸为什么就是不开心，反而吵着要回家，还跌倒过几次，幸好都没有造成严重的后果。作为女儿，真不知道自己哪里没有做好，使老人不愿意住在新家。

　　大家帮刘女士想想，她应该为失智老人提供怎样一个安全、简洁、舒适的居家环境，才能保障老人的安全，减少跌倒等安全事故的发生，提高老人的生活质量呢？

　　其实失智老人需要的是一个光线充足且不刺眼、每个房间均有醒目的标识（如照片、图画）易于辨认、地板稳妥不滑跤、有起坐方便的家具和充满温馨关爱的家。至于房间，并不需要太大，够用就行。具体有哪些要求呢？我们一起来看看吧。

地　板

　　失智老人家中的地板应干爽、整洁、防滑、无羁绊、宽敞少障碍、不反光,以木质或塑胶材料为佳。地面应尽量避免高低不平,室内的台阶和门槛应去除,接缝不好、重叠的地毯或松散的地毯也应去除。家中还应避免使用有强烈凹凸花纹的地面装饰材料。

材　料

失智老人的家中室内应避免采用反光性强的材料,以减少炫光对老人眼睛的刺激。在房屋装修时,要选择环保绿色的产品,在入住前应该对全屋进行甲醛检测,防止因装修造成室内环境的污染,而对老人身体造成伤害。

墙　面

失智老人家中的墙面不宜选择过于粗糙或坚硬的材料;对于墙角的凸起部位,应做防护处理,防止老人磕碰,如果有条件,整个墙面应铺贴壁布或壁毯,避免老人摔倒后加重碰撞伤害。房屋的阳角部位最好处理成圆角或用弹性材料做护角,避免老人磕碰。如果在室内需要使用轮椅,距地20~30cm高度范围内的墙面及转角应作防撞处理。

照　明

老人由于生理变化,对光线的明度要求比年轻人高2~3倍,失智老人的房间应采光好、光亮足够但不刺眼、光照普及每个角落;应该考虑到局部照明的设置,如在窗户、墙面上设置柔和明亮的灯光,或在厨房操作台、水池上方、卫生间盥洗池上方、室内墙转弯、有高低落差变化、易于滑倒等处保证一定的光源;所有开关的操作应方便(如卧室、走廊、进家门、客厅需要双控,必要时需要用颜色区分或用文字进行功能标识);同时照明应避免光线亮度的突变,并采用多光源照明来提高整个空间的照度。失智老人的卧室不要用强烈的照明,台灯、床头灯要柔和,为保证起夜安全,可安装低照度长明灯或夜灯,安装位置应避免光线直射躺下后的老人的眼部。

色彩、家具

(一)墙体色彩

老人喜欢低纯度和低明度的温和色彩,多数老人喜欢将白色作为墙体的主要颜色,其他比如淡黄色、浅绿色、蓝色等使人平和、安宁的颜色也深受老人喜爱,故家中墙体的色彩要以家中老人的喜好为主。室内墙面应有相当面积的空白暴露,用来布置有纪念意义的东西,如塑胶相框等,这样有助于唤起老人的美好回忆,帮助老人找回记忆。

(二)家具色彩

失智老人家中的家具应采用暖色调为主的色彩,尽量不使用浅色家具,尤其是玻璃或是镜面玻璃家具。家中可选用黄色或棕色的家具,家具带有自然纹理图案,或是木制品或藤制品的颜色均可。此类颜色更具亲和力,符合老年人的用眼习惯,同时也可以承载其怀旧情怀。此外,失智老人辨认事物的能力下降,易因判断失误而发生碰撞。因此可选择运用色彩对家具的整体与关键部分(如扶手、把手、饰件等)进行明确区分,以便于失智老人辨认,从而提高相应操作的安全性和准确性。

(三)家具材质

失智老人家中的家具要顾及到质轻、易挪动、伤害性小等特性,可优先选择密度较小、材料质地优良和造型设计简单舒适的家具。少用金属、玻璃、塑料等人工材料制作的家具,而可优先考虑以竹、藤、天然乳胶等材料制作的家具。家具所配的纺织品也应选用纯棉、亚麻等触感柔软、没有异味的布料。

(四)家具设计

为减少意外,失智老人家庭在选购家具时,要兼顾安全、方便的原则,选择无棱角、圆滑形状设计、造型简单、无妨碍交通的突出部分,且尺寸不过高、过大的家具,一般家具所占的面积为空间面积的50%左右为适宜。这样的面积可以保证失智老人在室内环境中有比较充足的活动空间。

家具类别

(一)餐桌

选择桌面高度合适、方便轮椅进出、桌面有亚光处理、圆形或椭圆形的餐桌。

(二)茶几

选择木制、有圆角处理的茶几,若是双层,应选择下层尽量高一些的茶几,或可只设拐角茶几,以增加客厅的通行空间,减少碰撞。

(三)坐具

选择稳定轻巧的坐具。由于老人从座位上起立时腿会向后移动,因此要避免选择前部有横档的坐具,坐具四脚不宜有滚轮,座面不宜太软及过低,以免不利于落座与起立。坐具应带稍软的靠背,同时设有扶手。座高必须适中,座面深度的尺寸应使臀部得到充分支撑、腰部得到靠背的支撑、座面前缘与小腿之间留有适当的距离,以保证大腿肌肉不受挤压,小腿可以自由活动(见下图)。

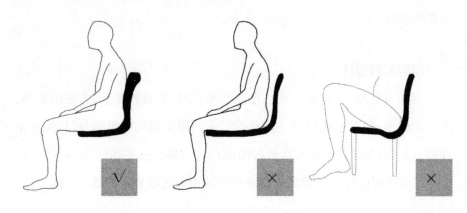

门 窗

(一)外阳台
外阳台应安置防护网。

(二)门槛
客厅门不应设置门槛。

(三)窗
房间窗户应限制打开角度(不超过30°),使用上悬窗或窗体下部留有 30mm 高度固定窗的窗户,防范越窗风险。落地窗应贴有标识,防止老人撞伤。

(四)门锁

门锁要有双向开关,防范老人反锁,保障老人安全。

厨 房

(一)整体设计

厨房狭窄不利于失智老人在厨房活动,尤其是需要使用辅助器材的老人;厨房物品摆放混乱,会给记忆力下降的老人增添许多麻烦。适合失智老人的厨房应有合理的空间尺度,各种常用设备摆放紧凑,操作流线合理。厨房最好是 L 字形和 U 字形设计,以保证老人使用时安全、省力。同时,在厨房布局上,也要考虑老人的日常家居饮食习惯,比如可在厨房布置供几个人使用的小餐台以便老人简单用餐。

(二)地面

地面铺装防滑地砖,可使用摩擦力大一点且易清洁的地砖,尽量不使用马赛克地砖;地面要有一定的倾斜度,避免积水;必要时地砖上要铺设橡胶防滑垫,以增加摩擦力。地面要经常擦拭,保持干燥,避免湿滑而造成老人摔倒。

(三)吊柜和橱柜

厨房提倡使用中部柜,最好有抽屉,可以采用抽屉内套抽屉的双重设计;上面的小抽屉专门收纳小物件,下面的大抽屉用来收纳锅具;在存

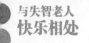

放物品时尽量避免将老人生活中的必需品放在低于膝关节水平的抽屉。选择柜门拉手时,应选择造型圆润、尺寸合理、便于老人抓握的把手,如U形把手,以免老人因不慎而刮擦磕碰;同时,柜门把手的安装位置应合理,要处于老人舒适操作的高度范围,以免增加安全隐患。

(四)操作台

厨房操作台应便于操作,台面高度一般为82~87cm,且操作台下部留空高度不少于65cm,便于轮椅进入。可升降的操作台更佳;操作台前的挡板处应设置舒适扶手,便于乘坐轮椅的老人通过扶手借力靠近操作台。

(五)炉灶

在挑选炉灶时,最重要的是确保安全。天然气要安装安全开关;必要时取掉开关旋钮或换置安全炉灶。炉灶宜有自动断火功能,并与抽油烟机联动:点火的同时启动抽油烟机,关火后抽油烟机可延迟工作一定时间再自动关闭,以确保老人安全使用。

(六)洗涤池

洗涤池周围的地板最易湿滑,因此要选用宽大的洗菜池,水龙头水流的流速要便于控制,尽量避免水和菜汁溅出;洗菜池面板的外缘应向上翘起,避免面板上的水和油流到地面。在日常使用时应经常擦拭面板,保持其清洁干燥。洗涤池上方中部的位置可设置沥水托架,便于洗涤后顺手放置餐具。炉灶旁的中部柜可放置调味品、常用炊具等。

(七)安全的厨房用物

烹饪用的油、盐、酱、醋、味精、白糖、胡椒粉等调味品及常用的相对安全的厨房物品的摆放位置应固定,不随意调动。开水器应有报警装置;调味品最好都用小瓶或小罐备出一份,放在离灶台近的地方储放,以免老人误用过量,同时做好醒目的标志,如使用简单易懂的文字或者颜色各异的鲜明标记,免去许多令他们手忙脚乱的麻烦。危险物品如消毒剂、洗洁精、刀具等应上锁保管。失智老人入厨房时应有家人陪同,以保障安全。

(八)餐具

失智老人宜选用不易碎的材质制作的餐具,或者选用专为失智老人设计的餐具。

卫生间

(一)设计

淋浴房设计成不全封闭式,重视干湿分区。在淋浴区内沿墙设置可折叠的座椅,座椅要稳定,座面要光滑。在低处设计扶手,避免选择透明的玻璃门,可选择有颜色的浴帘,以便失智老人辨认区域;淋浴帘不连接到天花板,保持上部留空以通风排气。卫生间内设置多个触手可及的呼叫装置。所有的卫浴设备和用品应无棱角或光滑,最好使用防撞角保护边缘。

(二)墙砖

墙砖宜选择单色非光面的大块瓷砖,以米色系等暖色调最好。

(三)地砖

卫生间地面应干爽防滑,防滑地砖应有防滑设计且利于清洁;如有

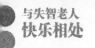

防滑垫设计,应整体铺垫。

(四)照明

卫生间宜选用光线柔和的灯具,且不直射老人的眼睛。

(五)门

失智老人的家中应避免使用拉门或向内开的转轴门,可选择向外开的平开门或双向开启的转轴门,门上不要安装大块玻璃,以免老人晕倒时撞碎玻璃。门的下半部安装百叶窗。卫生间的门不要上锁,或选择内外皆可打开的设计,避免安装只能从里面开关的锁。

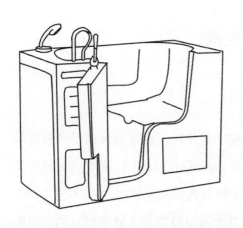

(六)浴具

浴具不临窗布置。淋浴喷头可以采用喷淋式和手握式。浴缸可选择步入式,浴缸高度在30~50cm之间,最高不超过60cm;浴缸底部应是平面的,不应有坡度;浴缸内的底部要有防滑颗粒;浴缸内或浴缸上要安装扶手或拉杆。

洗浴用具要齐全,位置要固定,且易拿取。可以在洗浴区的墙面上设置三角架,或在洗浴区旁设置台面,避免老人在洗澡中带水走动拿取物品时滑倒。

(七)洗面盆

洗面盆的高度应适当降低,洗面盆高度一般为75~85cm。老人采用坐姿或坐轮椅洗脸时,洗面盆的安装高度应为65~75cm。洗面盆台面的进深可适当大一些,以方便老人腿部充分伸入洗面盆台下,且洗面盆两侧应安装扶手。单柄龙头优于冷热水分开的双阀式龙头,冷热水开关标识要清晰。混水器最好带有高温控制,热水器温度要恒定,夏天温度设定为35℃左右,冬天温度设定为40℃左右,防止老人烫伤。

(八)坐便器

失智老人的家中应选用高于45cm、宽大的坐便器,坐便盖可加厚,坐便器的背倾角和坐倾角需偏大一些。坐便器前方或两侧要安装扶手。可选择带"自动开闭""自动冲洗"功能的全自动马桶或多功能盖板。坐便器应安装在正对卫生间门的位置,在老人发生不测时便于家人及时发现、搬运和救治。

卧　室

(一)整体

卧室空间大小适宜,物品摆放固定,利于老人辨认;为满足老人的日照需求,卧室朝向以南方为最佳。

(二)墙面

要根据老人的喜好选择卧室的墙面及窗帘,最好选择暖色调。

(三)照明

卧室要安装夜灯,便于老人如厕。

(四)家具

老人的家具布置要适合老人的生活习惯和行为方式,布局要简单,家具尽量靠边放置,摆放的位置尽量不变,物品应触手可及,方便取用。

(五)床

老人的床应该按南北方向布置。双床位的布置方式通常有三种:一种是三面临空平行布置的组合形式,便于照料者操作;一种是靠墙摆放的L组合形式,方便老人居住;最后一种是混合居住的夫妻床形式,有利于夜间互相照料。照料者应睡在老人侧旁,便于观察老人的病情和协助所需。在床的周围不要设置镜子,以免因为眩光等因素影响老人的睡眠。床的位置最好不要正对着门口,也不要放置在窗户的正下方,要和窗户保持一定的距离。床的高度应为当老人坐在床上时,膝关节弯曲成90°,双脚底与地面呈水平为佳。最好有一侧床沿靠墙或有床栏,床垫应选择硬板床或棕垫。可在床的周围设置方便老人躺下与起身的扶手等辅助设施,还可以给床安装升降装置;床头要设置呼叫装置。

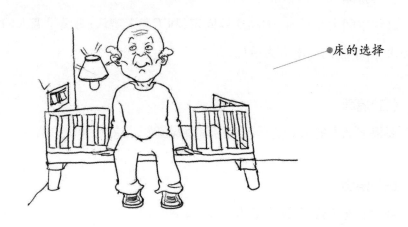

床的选择

(六)储物柜

老人的专用柜的位置应适当降低;物品标识要粘贴清楚,便于老人辨认。

(七)阳台

老人的卧室中可以设置阳台或凸窗,可摆放老人晒太阳所用的桌椅。设置阳台或凸窗还可增大卧室的进深,提升空间使用率。

(八)其他家具

书桌应安置在自然采光较好但不被太阳直射的地方,不宜正对窗户;座位背后有靠背为最佳。沙发等休息用的家具可放置在床的周围,以方便老人使用。

客 厅

(一)地板

客厅地板平整,最好不要有台阶;如果有台阶,应突出台阶颜色以提示老人,防范跌倒。地板不建议摆放地毯,地板要防滑,不要反光。

(二)家具

客厅中摆放的物件不应太过复杂,家具位置应固定,边角为无伤害性钝角,或使用防撞角。客厅中要尽可能有足够的利于老人活动的空间。茶几尽量不用玻璃制品。客厅中要有日期、时间提示标识:挂钟、挂历或台历。沙发不用软垫,避免老人起坐困难。

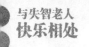

走　廊

走廊进门处可设置换鞋椅。走廊应无阶梯、无地毯、无障碍物,并安装扶手。走廊的开关应为双控式,无裸露电源线。过道无障碍物,没有随意摆放的物品。家有使用轮椅的老人,应考虑走廊的通行宽度。

家有失智老人,我们除了要做好家居安全设置,防范老人发生意外,还务必要让老人保持愉快的心情,放松身心,乐享愉快的晚年生活!

刘女士这下知道老爸不喜欢新家的原因了。她很后悔布置家居时没有考虑到父母的需求,也没有多学习请教。自从调整了家居布置后,刘女士的老爸确实没那么烦躁了。

(何锡珍　龚淼　任媛渊)

第六节　排便问题和照护

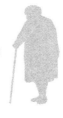

> 　　刘奶奶75岁,患有失智症多年,1年前经医生评估诊断为中重度失智症。刘奶奶近半年来出现便秘的症状,三四天解一次大便,有时甚至五六天都不解,家人听从医生的建议用开塞露注入肛门帮助其掏便后,刘奶奶反而又出现遗粪的症状。最近3个月,刘奶奶又出现了新情况:遗尿。她经常尿湿裤子或弄脏床单,肛周和臀部皮肤出现了红斑,肛周的部分皮肤都破损了。刘奶奶的女儿不知道该怎么办,遂到医院寻求医护人员的帮助。医护人员经过了解病史和仔细检查,确定刘奶奶是因认知功能严重下降导致的大小便失禁(遗尿/遗粪)。

　　那么案例中的便秘、大小便失禁指的是什么呢?日常生活中我们如何诊断,如何照顾有便秘、大小便失禁问题的失智老人?便秘、大小便失禁又会为他们带来怎样的危害呢?接下来,让我们来详细介绍吧。

便　秘

　　正常人每天排便1~2次或2~3天排便1次,当超过3天未排便时,就可称之为便秘。便秘者通常每周排便少于2次,表现为排便次数减少、粪

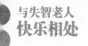

便量减少、粪便干结、排便费力等综合症状。便秘是老人常见的症状,约1/3的老人会出现便秘,严重影响老人的生活质量。

(一)长期便秘的主要危害

1. 造成大脑功能受损

便秘时代谢产物久滞于消化道,会产生大量的有害物质,如甲烷、酚、氨等,这些物质部分扩散进入人体中枢神经系统,干扰大脑功能,导致记忆力下降、思维迟钝等。

2. 引发心、脑血管疾病发作

便秘时屏气使劲排便会增加腹压,容易诱发心、脑血管疾病发作,如心绞痛、心肌梗死、脑出血等。

3. 导致胃肠神经功能紊乱

由于粪便滞留,有害物质经人体吸收后可引起胃肠神经功能紊乱,从而导致食欲不振、腹部胀满、嗳气、口苦、口臭、体臭等症状。

4. 引起肠道溃疡

较硬的粪块压迫肠腔使肠腔狭窄,压迫盆腔周围结构,阻碍结肠扩张,使直肠或结肠受压而形成溃疡,甚至引起肠穿孔。

5. 引发结肠癌

便秘致使肠内致癌物长时间不能排除。据资料显示,约有10%的严重便秘者患有结肠癌。

6. 引起肛肠疾患

便秘时,排便困难,粪便干燥,可直接引起或加重肛门直肠疾患,如直肠炎、肛裂、痔等。

7. 影响美容

便秘老人由于粪块长时间滞留肠道,异常发酵,腐败后产生大量有害的毒素,因此易引发痤疮、面部色素沉着、皮疹等。

8. 导致肥胖

便秘时,毒素堆积,毒素导致大肠水肿,人体下半身循环减慢,因而易形成梨型身材及胖肚子。

9. 易致妇科疾病

便秘易使妇女发生痛经、阴道痉挛,并产生尿潴留、尿路感染等症状。

失智老人是一个特殊的人群,常因健忘,不能记清最后一次大便的时间,同时也不能清楚地诉说因便秘引起的腹胀等不舒适感觉,所以需要照料者关注老人的排便情况,了解老人以往的排便习惯及其变化,观察老人的粪便性状、颜色、量和排便频率,观察老人有无憋便能力、擦拭的困难程度、便后污染情况,了解老人是否能区别排便和排气以及老人排便困难的程度(费力、费时、手法助便、排便不尽、直肠黏膜脱垂、直肠疼痛)及沟通交流能力。如出现较之前生活异常的问题时,应及时处理或就医。为了更好地照顾便秘老人,照料者需要了解老人便秘的原因及应对方法,同时掌握一定的护理技能和观察重点。

(二)引起便秘的原因

1. 饮食方面

进食少的老人常常会出现几天不解大便的情况,这是正常的现象,此时老人没有腹胀或明显想解大便的想法,可不予以处理。而对于进食正常的老人来说,由于咀嚼能力下降,他们在日常生活中会选择偏软少渣的食物,同时由于生理性的口渴感觉减弱,会造成他们饮水减少,这就可能造成老人大便量减少或大便干结从而引起便秘。

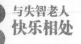
2. 运动减少

便秘多见于卧床老人。运动可以促进肠蠕动,从而促进大便排出,而运动少的人肠蠕动就会减少,因此卧床时间越久的人越容易出现排便困难甚至便秘。故卧床老人或运动少的老人常出现便秘。

3. 环境的改变

我们常常有这样的经历,每换一个新的环境,就有可能影响睡眠和排便规律,老人也会出现这样的情况。同时老人的适应能力较年轻人更差,情况有可能更严重,从而造成便秘。

4. 大便干结或嵌顿

临床中常有这样的老人,他们一开始是很多天不解大便,使用口服药物和开塞露灌肠都无效,最后医生检查才发现是因为直肠靠近肛门的地方有干结的大便嵌顿,这时用手指抠便后老人就可成功解大便了。

5. 疾病因素

包括失智症、偏瘫等在内的所有能使老人卧床、运动减少的疾病都会引起便秘。

6. 药物因素

老人常常伴有多种疾病,服用的药物种类也较多,而有些药物的副作用就是会引起便秘。有些药物可抑制肠道平滑肌蠕动而延长粪便在结肠中的作用时间。有些药物可抑制肠黏液的分泌,使肠道的润滑作用下降。有些药物可抑制肠神经及脊髓排便反射中枢,致使粪便在结肠内停留过久而引起便秘。有些不能吸收的物质与药物反应形成不溶性固体,在肠腔内积存成坚硬的粪便。常见的能引起便秘的药物有:

解痉药:阿托品、颠茄、普鲁本辛等;

制酸药:胃舒平、次碳酸铋、三钾二枸橼酸络合铋、氢氧化铝凝胶等;

造影剂:硫酸钡等;

镇咳药：可待因、咳必清等；

镇痛剂：吗啡、杜冷丁、可待因、炎痛息康等；

抗癌药：秋水仙碱、长春新碱等；

抗结核药：异烟肼等；

降压药：可乐定、利血平、钙拮抗剂等；

其他：如利尿剂、补铁剂、非甾体类抗炎药。

(三)预防和处理便秘

1. 饮食护理

便秘老人应规律进食，均衡饮食，饮食以纤维素含量高的食物为主，如新鲜蔬菜、水果及全谷类食物。高纤维素饮食能吸收大量水分，有助于软化大便，并能增加肠内容物，促进排便。牙齿不好的老人，可到口腔科安装义齿，以便将蔬菜、水果切碎后更便于咀嚼。多食产气及B族维生素含量丰富的食物，如白薯、香蕉、梨、银耳、木耳、玉米、黄豆、黄瓜、萝卜及瘦肉等，利用食物发酵产气，促进肠蠕动。老人平时可酌情进食蜂蜜、水果、黑芝麻等有利于润肠的食物（患有糖尿病的老人要注意监测血糖）。老人要养成多饮水的习惯，心肾功能好的老人应保证每天饮水量在1500~2000ml。少饮浓茶或咖啡，避免辛辣刺激食物，避免大量饮酒。

2. 规律适当的运动

便秘老人应适当增加有规律的运动，特别是腹肌锻炼。适合老人的锻炼方式有散步、慢跑、做操、打太极拳、练气功、跳交谊舞等。运动可以促进肠蠕动，加强肌肉力量，对于排便有很大帮助。长期卧床的老人应加强床上活动，如做腹式呼吸、从右到左按摩腹部、反复练习排便动作、进行提肛收缩运动及下肢力量练习等。

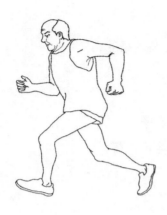
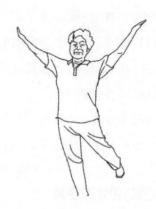

3. 养成定时排便的习惯

早餐后易引起胃—结肠反射,应嘱咐老人每日早餐后半小时排便一次,此刻训练排便易建立条件反射。根据老人的生活习惯定时指导其蹲厕。

4. 遵医嘱给予药物治疗

经过以上手段仍无效或顽固性便秘患者,可遵医嘱予药物治疗,同时注意观察药物的作用及不良反应。温和的口服泻药宜在睡前1小时服用;盐性轻泻剂如硫酸镁等作用快的药物不宜长期服用;润滑性泻药不宜长期服用;使用渗透性泻药时要注意观察老人有无腹胀等不适感,服药期间注意观察血压变化。使用外用药物如开塞露或甘油制剂灌肠时最好采取左侧卧位,先润滑肛周再用药。所有用药必须在医生指导下使用。

5. 人工抠便

大量粪块聚集在直肠内,经使用开塞露灌肠后仍无法自行排出时需用手掏出。老人取左侧位,照料者右手戴手套,用右手食指在老人肛周涂液状石蜡或肥皂润滑,然后将食指轻轻插入肛门,慢慢将硬结的大便掏出,动作要轻柔,切忌强行硬挖,避免损伤直肠黏膜,增加老人的痛苦。

6. 寻求医务人员帮助

如果考虑是药物或疾病因素造成的便秘,或者不能自行解决的便秘问题，应到医院寻求医生、护士的帮助。

大小便失禁

大小便失禁就是老百姓说的遗尿/遗粪，是指由于多种疾病或原因造成的大小便不受自主控制、无意识流出的现象，可分为小便失禁（遗尿）和大便失禁（遗粪）两大类。

照料者在为失智老人翻身或检查臀部皮肤时常常发现失智老人的大小便不知不觉中弄脏了衣服、裤子或床单，此即为小便失禁（遗尿）或大便失禁（遗粪）。引起大小便失禁的原因有很多种，偶尔一次的大小便失禁无须担心，如果次数太频繁则需要及时到医院就诊，积极寻找大小便失禁的原因。

（一）大小便失禁的原因

失智老人由于认知功能下降，不能很好地描述自己的身体问题，因此，当出现大小便失禁时需要照料者或照料者协助医务人员积极寻找原因并治疗。

1. 失智症的结果

在失智症的中晚期，老人的排泄功能会丧失，即所谓的失能。此时老人会没有排便的感觉，对大小便的控制丧失，从而造成大小便失禁。

2. 并发其他疾病

感染、神经源性膀胱、前列腺疾病、肠道疾病等造成老人控制排尿/便的能力较差，因此容易发生大小便失禁。

3. 药物的副作用

使用抗生素的老人，可能发生抗生素性腹泻甚至大便失禁。同时，不恰当地使用便秘药物也可能造成大便失禁。而对于使用利尿剂的老

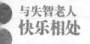

人来说,很可能就会发生尿失禁。

4. 生活方式不当

入睡前饮水过度,容易导致夜间尿失禁。进食某些不新鲜、不干净的食物也会引起腹泻或大小便失禁等。

5. 生理性老化

生理性老化导致老人控制排尿/便的能力变差,在咳嗽、打喷嚏、下蹲等腹压增加的情况下易诱发失禁。

6. 照料者因素

中晚期失智老人需要他人提醒和帮助他们如厕,如果照料者完全没有觉察到老人的排泄意识,他们就会不知不觉地发生失禁。

7. 其他因素

老人行走困难或无法独自走进卫生间。老人因手指不灵活,不能很快脱下裤子。裤子设计不方便老人穿脱。

(二)大小便失禁的危害

1. 皮肤的损伤

长期的大小便失禁,让皮肤持续暴露在大小便的刺激中,容易造成皮肤发红、破溃,以及失禁相关性皮炎、压力性损伤的发生,甚至继发尿路感染、真菌感染,使老人不得不住院治疗,不仅增加了老人的痛苦,还增加了家庭的经济负担。

2. 身体内环境平衡失调

大小便失禁使人体大量的电解质和水分流失,会导致老人脱水、虚弱无力,如果上述情况不能及时得到纠正,甚至会威胁到老人的生命。

3. 增加照料者的照顾负担

大小便失禁的老人由于大小便次数的增加,必然带来更多的清洗工作。同时,在老人发生失禁性皮炎或压力性损伤时,照料者还需要增加特殊的换药和勤翻身等工作。这些都增加了照料者的负担。

4. 增加家人的经济和身心压力

大小便失禁发生后需要增加更多的辅助用品,甚至需要接受住院或门诊治疗,从而增加家人的经济负担。同时,老人身体机能的下降也会给家人带来更多的精神压力,需要家人付出更多的时间精力和心思去思考接下来的治疗和护理。

(三)大小便失禁的预防

失智老人出现大小便失禁一般是发生在病程的中后期,对大小便失禁的预防原则是保守治疗为主,即主要依赖照料者的行为措施,通过提醒老人在规律的时间如厕、纠正不良的排便习惯,指导老人养成定时排便的好习惯,同时需要为老人创造一个良好的排泄环境,注意保护老人的隐私。了解大小便失禁预防的相关知识,尽量减少失禁的发生,有助于减轻照护负担,更重要的是可降低大小便失禁对老人的伤害。

1. 尊重老人的隐私和心理需要

尊重老人的隐私,不使老人憋尿、憋便,不随便使用纸尿片/裤,尽可能让老人自行排便。

2. 安排规律的如厕时间

(1)根据每位老人的排便习惯记排尿/便日志。

(2)对于卧床或行走不便的老人,每2~4小时协助老人排尿/便一次。

(3)对于习惯于固定时间如厕的老人,找准老人的如厕时间表,在这些时间点带老人如厕。

(4)对膀胱充盈有知觉的老人,询问老人是否想上厕所,如果老人觉得需要上厕所,则协助老人;如果不需要,可鼓励老人但不可强迫。

3. 根据老人功能的衰退情况选择辅助用具,鼓励并协助老人自理

这不仅可以防止老人残存的生活自理能力衰退(废用性衰退),而且还有助于锻炼、巩固和恢复身体功能,同时也可以使老人增强生活的信心。能用尿壶、便器就不用纸尿裤,能在便携马桶排泄就不要在床上排泄,尽可能地保留老人的排泄功能,但是在夜间的时候可以使用纸尿裤,以减少老人和照料者的起夜次数。

(1)厕所:适用于有尿/便意并能站立,能保持坐位,可以走到厕所的老人(包括靠助行器或协助等可以移动的),应尽量鼓励老人自己到卫生间解便。

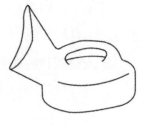

(2)便携式坐便器:适用于有尿/便意并能站立,能保持坐位,可以下床但无力走到厕所的老人。

(3)便盆、尿壶:适用于可以表达尿/便意,长期卧床而无法保持坐位的老人。但要注意便盆、便壶放置的时间不能超过30分钟。

(4)纸尿片/尿裤:适合无法表达尿/便意的老人、尿/便失禁的老人或行动不便的老人夜间使用。根据老人的活动情况和尿量多少选择合适的用品。同时要注意及时更换纸尿片/尿裤,做好外阴部皮肤护理。

(5)留置尿管:适用于尿潴留或有严重失禁性皮炎的老人,须在医护人员的帮助下留置尿管,并尽量短时间使用。

4. 如厕环境改造

(1)尽量将老人的卧室安置在厕所旁,缩短老人如厕的距离。厕所门要有醒目标识。

（2）厕所地面最好不要有台阶，以方便老人无障碍活动。

（3）卧室到厕所的过道墙壁要安装扶手，保持灯光明亮。厕所门应改为滑门或使用门帘。

（4）厕所内无障碍物，要有足够的空间，方便老人起坐，使老人可以尽快坐下排便。

（5）厕所内有协助老人从坐便器起坐用的扶手，冬天可使用保暖装置。

5. 饮食注意事项

饮水过多会加重尿失禁，饮水过少会引起便秘，甚至尿路感染，因此，老人要控制好每日的饮水量，在病情允许的情况下，保证每日饮水量在1500~2000ml。饮水时间也会影响排尿习惯，老人应尽量白天饮水，掌握少量多次的饮水原则，睡前2~4小时应限制饮水量。同时，指导老人清淡饮食，忌烟、酒、浓茶、咖啡等刺激性物质，以免刺激膀胱，增加逼尿肌的不稳定性，从而诱导尿失禁的发生。老人应多食新鲜橙汁、葡萄汁和含维生素C丰富的水果、蔬菜，以酸化尿液，避免泌尿道感染。

6. 照料者应掌握的观察判断技能

排便和排泄物是老人健康的重要指标。观察老人每日排便、排尿的次数，每次所用时间，尿、便的量、颜色、性状等很重要。做好排便记录很有必要，如果排泄物含有血液或黏液，就应及时就医。

老人在服用药物前应阅读药物说明书，看看是否有导致失禁的可能，密切观察药物作用及副作用；如果老人的大小便失禁与药物可能相关时，应及时告知医务人员，以便医务人员及时关注老人的情况，及时调整治疗方案。

(四)大小便失禁后的照护

尽管我们对大小便失禁做了很多预防,但老人还是很可能发生大小便失禁,这是疾病的发展。那么在失禁发生后我们应如何积极处理呢?首先,我们应明确大便失禁的原因,针对性地采取措施进行排便控制。如是粪块堵塞导致的大便失禁应及时人工掏便;持续大便失禁时可在医护人员的指导下根据大便性状使用肛管、气囊尿管、造口袋、集便袋或硅胶肛管理失禁大便,避免对肛周皮肤造成损伤。

接下来,我们建议照料者采取以下方法来照料失禁老人。

1. 让老人安心接受帮助

排便是每个人生活中最隐私的部分,当排便需要他人的协助时,便会使当事人觉得难为情。这种心理负担易导致老人性情改变,变得易怒或沉默。因此排便护理首先要使老人放心,安心接受护理。照料者在护理过程中要显得自然平和,不要表现出嫌弃老人的表情。严禁在护理老人排便时说"很脏""很臭"。照料者在协助老人如厕时,动作要快,避免老人尴尬,要开窗通风,保持室内空气清新。

2. 保持会阴部皮肤的清洁干燥

照料者在老人发生失禁后应立即用温水或专业免清洗护理产品给老人清洗,同时更换弄脏的床单、衣裤、尿垫等。注意观察老人肛周、外阴、大腿根部及骶尾部的皮肤的情况,观察有无发红、水泡、破溃、湿疹等。若出现以上皮肤问题应及时处理或就医。长期卧床的老人应选择合适的保护用具,避免肛周皮肤长时间受大便刺激,必要时使用皮肤保护剂(如氧化锌软膏、凡士林乳液、液体敷料等)。指导老人穿棉质内裤,每日用温水清洗外阴,保持皮肤清洁干燥,避免搔抓等。

3. 提高老人及家人对疾病的认知,建立良好的家庭关系

(1)全面分析老人失禁的原因。若是因为生理因素,如偶有漏尿、渗尿或失禁等,应及时看医生治疗。如果是尿/便急,应根据老人的情况定时提醒其如厕解便。针对这类老人,家属或照料者应记录好老人的解便时间。如果是老人找不到如厕的地方,就应该及时改进环境,如卫生间的标识要更加醒目,并且强化教育。厕所门开着的时候灯也要开着。厕所不要离老人的卧室太远。

(2)给老人穿方便穿脱的裤子,最好是橡筋腰带的裤子,看到老人不时有抓裤子或脱裤子的动作,应立即带其如厕。

4. 维护老人的自尊心

失禁老人常常心情紧张而窘迫,他们容易感到自卑和自尊丧失。家人要帮助他们正确面对大小便失禁所带来的身心影响,动员家庭及社会支持系统,鼓励老年人多沟通、多参加社会活动,保持平和的心态。

照料者应给予老人心理疏导和情感支持,如鼓励、帮助老人自行修饰,指导他们用合适的衣服遮掩身体的改变。老人如要坐车或坐轮椅外出,可接外导尿装置。如老人不小心将大小便解在不恰当的地方,此时照料者一定要顾及老人的自尊,将老人领到较僻静一边,轻声细语地告诉老人没关系,是因为他(她)不小心造成的,下次注意就好了,并及时协助老人清理干净,除了照料者最好不要让其他的人员知道。鼓励老人积极参与社交活动,培养丰富的兴趣爱好。

5. 用药护理

腹泻老人可遵医嘱使用止泻药物(如思密达)以减轻大便失禁的症状;对于排便不畅,粪便持续从肛门渗漏的功能性失禁者,可根据情况在医生的指导下使用灌肠、泻药或栓剂以帮助其清空肠道。必要时用食指润滑后检查肛门是否有硬结大便堵塞,如果有应及时协助老人抠出大便。老人应遵医嘱按时、按量服药,避免漏服、多服,注意观察药物的作用与副作用。

6. 饮食护理

饮食上应选择低脂、温热饮食,避免进食辛辣、刺激性强的食物,适当限制膳食纤维的摄入。膳食纤维可刺激肠蠕动,有助于排便、恢复肠道功能,可有效改善大便失禁状况。

7. 康复训练

对于能有效沟通和配合的老人应教会其进行膀胱功能训练的方法,定期进行效果评价。康复训练应遵循循序渐进的原则,多鼓励老人并帮助老人树立自信心。

(1)盆底肌训练:目的是增加肌肉强度、减少肌肉松弛以提高膀胱肌的支撑。训练方法:老人可取立位、坐位或卧位,试做排尿动作,先慢慢收缩肛门,再收缩阴道、尿道,产生盆底肌向上提升的感觉,在肛门、阴道、尿道收缩时,大腿和腹部肌肉保持放松,每次缩紧5~10s,然后缓缓放松10s,连续10遍,以不感疲乏为宜,每日进行5~10次。同时间断排尿,即在每次排尿时停顿或减缓尿流,以及在有"尿失禁诱导动作",如咳嗽、弯腰等动作之前收缩盆底肌,从而达到抑制不稳定的膀胱收缩,减轻排尿紧迫感程度、频率和溢尿量。在健康许可的情况下,鼓励老人做抬腿运动或下床走动,这样可增强腹部肌肉张力。

(2)膀胱训练:膀胱训练的目的是重新训练膀胱储存及排空技能。先制订一个排尿时间表,排尿间歇设定自我评定;强迫第一次排尿,逐步增加排尿的间隔时间,最终目标为间歇3~4小时排一次尿。可采用三步法:第一步,定时如厕训练(饭后、睡前);第二步,有尿意再如厕;第三步,逐渐延长憋尿时间,达到正常排尿间隔。

失禁相关性皮炎

　　不知大家是否还记得本节开始的案例中提到的,刘奶奶在大小便失禁后,她的肛周和臀部皮肤出现了红斑,肛周的部分皮肤出现了破损。刘奶奶的皮肤到底是怎么了呢? 医学上称之为失禁相关性皮炎,那么我们在照顾类似的失禁老人时有什么需要注意的,在失禁老人发生了失禁相关性皮炎后又该如何保护他们的皮肤呢?

　　失禁相关性皮炎又称为尿布皮炎、肛周湿疹等,是皮肤暴露在尿液和粪便中所造成的疼痛炎性反应,主要发生于会阴部、骶尾部、臀部、腹股沟、男性阴囊、女性阴唇、大腿内侧及后部。失禁相关性皮炎的主要表现为受刺激部位的皮肤出现片状的与受压无关的潮红、红疹、湿疹、浸渍、糜烂,严重者出现皮肤表皮的缺失、渗液,伴或不伴有感染等。护理的及时性和有效性会影响到皮肤破损的程度。

(一)失禁相关性皮炎分级

　　失禁相关性皮炎根据皮肤损伤的程度可以分为轻、中、重度三种级别。具体分类方法见下表(表3-11)。

表3-11　失禁相关性皮炎分级

分级	临床表现
轻度失禁相关性皮炎	暴露于大小便的皮肤变得干燥但仍完整，无水疱，呈红色/粉红色，并向周围扩散，边界不规则。深色皮肤老人的皮肤颜色改变较难判别，此时触诊更为有用。触诊可感知局部皮温较无暴露部位稍高。感知功能及沟通能力正常的老人可诉有烧灼感、针刺感等
中度失禁相关性皮炎	受刺激的局部皮肤发亮或呈明显红色，但在深色部位可表现为发白、发黄或深红/紫色。局部皮肤光亮潮湿，伴有血水渗出或针尖状出血；呈凸起状，或有水疱，可伴有皮肤缺损（少量），疼痛明显
重度失禁相关性皮炎	受刺激的部位出现部分皮层缺损，呈红色，伴渗出或出血。深色皮肤老人的疾患处皮肤可表现为发白、发黄或深红褐色/紫色。渗出液中的蛋白黏附于干燥皮肤表面可引起片状的皮肤层脱落

此外，有些皮炎还可以并发真菌感染，形成真菌性皮疹，表现为位于红色皮损边缘的丘疹或仅为平坦的斑点（白/黄），深色皮肤老人的疾患处皮肤可表现为发白、发黄或深红褐/紫色，可伴有瘙痒。

（二）失禁相关性皮炎的照护

1. 照护原则

评估造成失禁相关性皮炎的原因、判断皮肤损伤程度、隔离大小便的刺激、做好皮肤清洁和皮肤滋润保护，这样可有效预防并减少失禁相关性皮炎的发生，防止皮肤进一步损伤。

2. 评估失禁性皮炎的原因

（1）必备原因：各种原因引起的小便失禁、大便失禁或大小便失禁，对皮肤的危害强度是：小便失禁＜大便失禁＜大小便失禁，就是说大小便混合失禁的危害比单纯的小便失禁或单纯的大便失禁都大，而且大便对皮肤的刺激大于小便对皮肤的刺激。

（2）未及时清洗：老人解大小便后未及时进行皮肤清洗，使皮肤持续暴露在大小便中,暴露的时间越长,对皮肤的刺激越大。

(3)选用的辅助用品不合适:对于经常失禁的老人,家属会选用尿布、尿片、纸尿裤等辅助用品协助收集大小便,有时考虑经济成本的问题,可能会选择透气性、吸水性较差的辅助用品,造成皮肤持续处于潮湿、不透气的环境中,对皮肤的刺激加倍。

3. 失禁相关性皮炎的应对

(1)解决好失禁问题是处理失禁相关性皮炎的前提:结合老人的日常生活、健康资料、饮食习惯,找到失禁的原因(详细见上一节大小便失禁),如果无法找到失禁的原因,就到医院去寻求医务人员的帮助,通过必要的辅助检查,找到原因。在医生的协助下使用药物、理疗等方法进行病因处理,解决老人的失禁问题。只要没有了大小便的刺激,皮肤很快就能恢复。

(2)隔绝刺激源:①选择吸水性强、防回渗的尿片、纸尿裤。②为小便失禁的男性选择一次性保鲜袋、外导尿装置等方式隔绝小便的刺激。③对于分泌物较少的大小便失禁老人,可以用柔软的小棉布(可以选用穿旧了的棉质衣服,洗干净晾干后裁成小块使用)垫在其会阴和肛门处,一旦有大小便流出,及时换掉小棉布,同时在肛周、大腿根部等处皮肤皱褶处垫小棉布,使皮肤与排泄物隔开,保持皮肤干爽。④对于分泌物较多的尿失禁老人,在疾病的急性期可以在医务人员的帮助下留置导尿管以解决尿失禁的问题。⑤对于解水样便的大便失禁老人,在咨询医务人员后可以选择卫生棉棒,但要防止卫生棉棒的棉线掉入肛门中。也可以请医护人员协助使用专门的大便收集装置管理老人的大便。

(3)根据分级评估做好皮肤清洁保护和溃烂处理:

轻度失禁相关性皮炎:轻度失禁相关性皮炎完全可以由照料者在家处理,主要的措施是在老人大小便失禁后,及时清洗。需遵循以下步骤:

第一步：先使用湿纸巾清除残留大小便。及时彻底清理大小便是关键。

第二步：用柔软的毛巾（各准备一块专用毛巾分别用于清洁会阴及肛周皮肤）以轻轻蘸洗的方式清洁皮肤，严禁用力擦洗。所需的材料包括：温热水、清洁剂，推荐使用专业的免洗皮肤清洁剂。免洗皮肤清洁剂可以更好地清除皮肤上残留但肉眼不易看见的大小便，对皮肤的刺激也更小，而且还有消毒作用。

第三步：清洗完毕后让皮肤自然待干，然后使用合适的皮肤保护产品。如果皮肤比较干燥，可以涂抹润肤产品，如皮肤用氧化锌油膏、婴儿紫草油或液体敷料（如赛肤润，需问过敏史）。也可使用无痛皮肤保护膜（液体敷料），喷洒时需要注意：①皮肤要处于完全干的状态，喷头距离皮肤15cm左右，每个部位（直径大约10cm的圆圈）喷1~2下；②在喷洒的过程中，另一只手撑开臀部和肛周皮肤皱褶；③喷洒完成后撑开皮肤的手还需要保持喷时的动作30秒，让液体敷料有效形成一层薄薄的透明膜。切忌喷太多而导致形成很厚的保护膜，这样不仅是浪费，还会影响老人的舒适感，甚至损伤皮肤。

中度失禁相关性皮炎：中度失禁相关性皮炎可由照料者在家处理，但可能会存在一定的困难，同此必要时需要到医院进行治疗。如果老人的局部皮肤没有明显的黄白色感染物，可以按照轻度失禁相关性皮炎来处理，但要注意有皮肤破溃的地方不宜使用赛肤润。清洗皮肤时可使用温开水或生理盐水棉签，如果局部皮肤有明显的感染可结合抗菌敷料，效果会更好。具体做法是在使用无痛皮肤保护膜之前先喷抗菌敷料，待干后再喷无痛皮肤保护膜。同时在肛周和外阴处垫破旧的棉布，防止渗出物与两侧皮肤直接接触，保持皮肤干燥。如果局部皮肤渗出增加，感染加重，应及时到医院或专门的伤口门诊就诊。另外还要注意观察局部皮肤的受压情况，每两个小时翻身一次，有条件者可使用减压辅助用品（如翻身泡沫垫、气垫床、乳胶垫等），预防压力性损伤。

重度失禁相关性皮炎：重度失禁性皮炎一旦发生，必须及时到医院就诊，防止皮肤继续恶化而给老人造成更大的痛苦，警惕严重的压力性损伤、继发感染等危害老人生命的并发症。

真菌性皮炎：如果考虑老人的失禁性皮炎伴有真菌感染，应到医院就诊。医务人员通过检查后如果确诊，老人应根据医嘱规范用药。已确诊的真菌性皮炎，应根据皮肤情况选择抗真菌药物。如果局部皮肤潮湿，可选用抗真菌粉末，保持皮肤干爽；如果皮肤干燥，选用抗真菌油膏或乳霜，治疗周期应持续到临床症状消失为止。

回到前面的案例，刘奶奶在发生失禁相关性皮炎后就住院治疗了，经过评估，诊断为重度失禁相关性皮炎伴真菌感染，经过控制大小便失禁、彻底清洗皮肤、使用抗真菌的药物等处理后，刘奶奶的皮肤慢慢愈合了。

（杨君　寿建维）

第七节　跌　倒

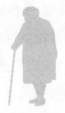

　　86岁的张奶奶,患有轻度的失智症。两年前的一次意外跌倒,造成她右髋关节骨折,由于她已有包括高血压、冠心病在内的多种基础慢性疾病,因而医生不主张手术,只采取卧床保守治疗的方案,这使得张奶奶的身体迅速消瘦、虚弱下来。在家人和医院的努力下,近几个月来张奶奶终于可以坐在轮椅上活动了。但是,老人的记忆、思维却变得模糊迟钝。她不愿意与外界交流,失智症症状进一步加重。

　　张奶奶在发生跌倒以后造成了严重后果,不仅认知障碍加重,生活自理能力下降,家庭照顾的负担也增加了。跌倒是失智老人容易出现的问题,可直接引发病情进一步加重,造成身体功能直线下降,甚至危及生命。在日常生活中,我们要特别注意防范老人跌倒,以及及时处理跌倒带来的伤害。

　　跌倒是指因突然发生的、不自主的、非故意的体位改变而倒在地上或更低的平面上。跌倒严重威胁着失智老人的健康,老人在跌倒造成骨折后,通常需要长期卧床,因而容易产生坠积性肺炎、尿路感染、压疮、深静脉血栓、肌肉和关节废用性挛缩等一系列并发症。

失智老人容易跌倒的原因

(一)步态异常

失智老人以高龄老人居多,随着年龄的增长,老人的生理机能发生退行性变化,尤其是神经系统和运动系统功能退化,肌肉减少,导致平衡功能受损,就会出现步态缓慢,行走不稳,加之视力下降,因此更易发生跌倒。

(二)精神因素

失智老人在发生跌倒前往往情绪不稳定,比如有焦虑或有躁动不安的精神紊乱的表现,特别是傍晚时病情加重的老人会出现不自主的、不知疲倦的游走。老人因盲目游走导致体力不支,加之平衡能力下降,因此极易跌倒。

(三)人为因素

失智症中期的老人会出现行为和人格的改变,焦虑、抑郁等情绪状态较明显,常会发生攻击他人的行为。当他人在正当防卫或不了解老人病情的时候可能会与失智老人发生肢体冲突而推倒老人。

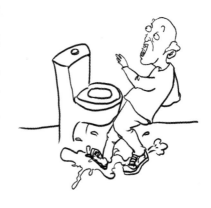

(四)环境因素

由于存在步态不稳及平衡功能较差的问题,许多习以为常的环境因素都可以导致失智老人跌倒。昏暗的灯光,湿滑、不平坦的路面,在步行途中的障碍物,不合适的家具高度和摆放位置,楼梯台阶,卫生间没有扶栏、把手等,这些因素都可能增加老人跌倒的风险。跌倒也可与不合适的鞋子和行走辅助工具有关。

室外的危险因素包括台阶和人行道缺乏修缮、雨雪天气、拥挤等。

(五)药物不良反应

很多药物可以影响服药人的神志、精神、视觉、步态、平衡、血压等,增加跌倒的发生率。这些药物包括镇静催眠药、抗焦虑抑郁药、降压与利尿药等。

预防失智老人跌倒的措施

(一)识别跌倒风险

家属及照料者应有预防失智老人跌倒的意识,能识别老人是否有跌倒的风险。跌倒的高危人群包括:年龄大于65岁者,曾有跌倒史者,视听力较差者,缺少照料者,伴有贫血、血压不稳、失去定向感、肢体功能障碍、营养不良、衰弱、头晕、步态不稳等症状者,服用利尿药、泻药、镇静安眠药、降压药者。

(二)安全的居住环境

失智老人的家居环境应坚持无障碍观念。尽量设置无障碍空间,移走可能影响老人活动的障碍物,将常用的物品放在老年人方便取用的高度和地方,不使用有轮子的家具;将室内所有的小地毯拿走,或使用双面胶带固定,防止小地毯滑动;尽量避免东西随处摆放,电线要收好或固定在角落,不要将杂物放在经常行走的通道上。居室内地面的设计应防滑,保持地面平整、干燥,去除室内的台阶和门槛,过道应安装扶手。

卫生间是老人活动最为频繁的场所,也是最容易发生意外的地方,因此需要特别关注卫生间内的环境隐患。卫生间的地面应防滑,并且一定要保持干燥。由于许多老人行动不便,起身、坐下、弯腰都比较困难,建议在卫生间内安装扶手。卫生间最好安装坐厕,浴缸旁和马桶旁应安装扶手,老人如厕时要有人看护。浴缸或淋浴室地板上应放置防滑橡胶垫。

　　尽量让失智老人待在自己熟悉的生活环境中,不要经常搬家。家具的摆放位置不要经常变动,日用品固定摆放在方便取放的位置,使老人熟悉生活空间。如家中有养宠物,则应给宠物系上铃铛,以防老人不注意时被宠物绊倒摔跤。

(三)安全的衣着

　　失智老人应尽量穿合身宽松、舒适的衣服。鞋在保持老人躯体稳定性中起着十分重要的作用。老人穿的鞋子要合适,应尽量避免穿高跟鞋、拖鞋、鞋底过于柔软的鞋以及易于滑倒的鞋。失智老人最好不要穿需要系鞋带的鞋,以免鞋带散开后绊倒老人。

(四)安全用药

　　失智老人应按医嘱正确服药,不要随意乱用药,更要避免同时服用多种药物,并且尽可能减少用药的剂量,了解药物的副作用并注意用药后的反应。老人用药后动作宜缓慢,以预防跌倒的发生。失智老人的药物服用及存放需由家人或照料者负责。照料者应检查老人的口腔,确认老人在服药时是否将药物全部吞下。

(五)适量运动

　　鼓励失智老人参加规律的体育锻炼,以增强肌肉力量、柔韧性、协调性、平衡能力、步态稳定性和灵活性,从而减少跌倒的发生。抗阻力训练对老人很有帮助,详见《身体活动和运动》的内容。

(六)选择适当的辅助工具

失智老人应使用长度合适、顶部面积较大的拐杖。照料者应将拐杖、助行器及经常使用的物件等放在老人触手可及的位置。

(七)佩戴视听力辅助设备

有视力、听力及其他感知障碍的失智老人应佩戴眼镜、助听器及其他辅助设备。

(八)防治骨质疏松

跌倒所致的损伤中危害最大的是髋部骨折,尤其是对于骨质疏松的老人来说。因此,老人要加强膳食营养,保持均衡的饮食,适当补充维生素D和钙剂;绝经期老年女性必要时应进行激素替代治疗,增强骨骼强度,降低跌倒后的损伤严重程度。

(九)心理干预

家人应从心理上多关心失智老人,保持家庭和睦,给老人创造和谐快乐的生活状态,避免使其有太大的情绪波动,帮助老人消除如跌倒恐惧症等心理障碍。

失智老人跌倒的应对措施

发现老人跌倒时,不要急于扶起,要分情况进行处理。

(一)对于意识不清者,立即拨打急救电话

一,对于有外伤、出血者,应立即止血、包扎。

二,对于有呕吐者,应将其头部偏向一侧,并清理口、鼻腔呕吐物,保证其呼吸道通畅。

三,对于有抽搐者,应将其移至平整的软地面或身体下垫软物,防止碰、擦伤,必要时在其牙间垫较硬物,防止舌咬伤。不要硬掰老人抽搐的肢体,防止肌肉、骨骼损伤。

四,对于呼吸、心跳停止者,应立即进行胸外心脏按压、口对口人工呼吸等急救措施。

五,如需搬动老人,应保证平稳移动,老人尽量平卧。

(二)对于意识清楚者,询问伤情,必要时送医院救治

一,询问老人跌倒的情况及对跌倒过程是否有记忆,如不能回忆起跌倒过程,可能为晕厥或脑血管意外,应立即护送老人到医院诊治或拨打急救电话。

二,询问老人是否有剧烈头痛或口角歪斜、言语不利、手脚无力等提示脑卒中的情况。如有,注意不要立即扶起老人,否则可能会加重老人脑出血或脑缺血的情况,使病情加重,应立即拨打急救电话。

三,对于有外伤、出血者,应立即止血、包扎并护送老人到医院进一步处理。

四,查看老人有无肢体疼痛、畸形,关节异常,肢体位置异常等提示骨折的情形,如无相关专业知识,不要随便搬动老人,以免加重病情,应立即拨打急救电话。

五,询问老人有无腰、背部疼痛,双腿活动或感觉是否异常,大小便是否失禁等,这些症状提示腰椎损害情形,如无相关专业知识,不要随便搬动老人,以免加重病情,应立即拨打急救电话。

六,如老人试图自行站起,可协助老人缓慢起立,让其坐、卧休息,并仔细观察老人,确认无碍后方可离开。

七,如需搬动老人,应保证平稳移动,老人尽量平卧。

八,老人发生跌倒后均应在家庭成员/家庭保健员的陪同下到医院诊治,查找跌倒的危险因素,评估跌倒风险,制订防止措施及方案。

(三)妥善处理跌倒后造成的损伤

1. 外伤的处理

(1)清创及消毒:表皮外伤时,用双氧水清创,再消毒止血。

(2)止血及消炎:根据破裂血管的部位,采取不同的止血方法。①毛细血管:全身最细的血管。皮肤擦破后,血一般是从皮肤内渗出来。只需贴上创可贴,便能消炎止血。②静脉:在体内较深层部位。静脉破裂后,血一般是从皮肤内流出来。必须用消毒纱布包扎,还要服用消炎药。③动脉:大多位于重要的器官周围。动脉一旦破裂,血是呈喷射状喷出来,必须加压包扎后,紧急送医院治疗。

2. 扭伤及肌肉拉伤

扭伤及肌肉拉伤时,要使受伤处制动,可以冷敷以减轻疼痛,在承托受伤部位的同时可用绷带结扎紧。

3. 骨折

骨折部位一般都有疼痛、肿胀、畸形、功能障碍等表现,骨折端刺破大血管时还可能会出现大出血。骨折或疑为骨折时,要避免移动伤者或伤肢,对伤肢加以固定与承托(有出血者要先止血后固定),使伤员在运送过程中不因搬运、颠簸而使断骨刺伤血管、神经,避免额外损伤,加重病情。

4. 颈椎损伤

跌倒时若头部着地,可造成颈椎脱位和骨折,还多伴有脊髓损伤、四肢瘫痪,必须在第一时间通知急救中心速来抢救伤员。

现场急救时,应让伤者就地平躺或将伤者放置于硬质木板上,颈部两侧放置沙袋,使颈椎处于稳定状态,保持颈椎与胸椎轴线一致,切勿过伸、过屈或旋转。

5. 颅脑创伤

颅脑创伤,轻者为脑震荡,一般无颅骨骨折,有轻度头痛头晕症状,若老人昏迷不超过30分钟,此时应密切观察老人的神志及头晕头痛症状是否进一步加重;如老人出现精神萎靡、神志不清或头晕头痛症状加重,应立即到医院就诊。重者颅骨骨折可致脑出血、昏迷不醒,家属要分秒必争,立即通知急救中心前来救治。在医护人员赶到之前勿轻易搬动老人,有出血和血肿时应立即止血包扎。对于意识不清、昏迷者,应将其头偏向一侧以保持呼吸道通畅。

（李亚玲）

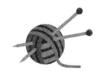

第八节 走 失

在走失3天3夜后,82岁的陈老太太终于被家人找到了。陈老太太患有中度失智症,近两年有好几次从家中走失的记录,家人特意雇了保姆照看她。这次她是趁保姆在家洗澡,自己"溜"出了家门。说来也巧,家人准备去电视台播出寻人启事时,一位工作人员突然问她有没有老人的照片。原来,近日这位工作人员家楼下曾来了一位老人,不停地按一楼的门铃,硬说这里是自己的家。听到这个信息,陈老太太的家人立刻赶到了工作人员提供的地址,拿着老人的照片四处寻问。后来在一个垃圾堆旁找到了陈老太太。离家3天,老人变得又黑又瘦,与走失之前简直判若两人。

失智老人的出走令家人非常苦恼,老人通常走得很突然,而且离家的距离比我们想象中远得多。

失智老人容易走失的原因

失智老人在记忆、思维、分析判断、视空间辨认、情绪等方面都会出现一定程度的障碍,而且他们处于陌生的环境后还极易出现思维混乱,不能辨识出回家的路,所以常常会走失。失智老人疾病的严重程度与走失行为发生的频率相关,在疾病早期,老人会在不熟悉的环境中存在定向障碍,随着疾病的发展,即使在熟悉的环境中他们也会走失,所以照料者一定要加强看护。

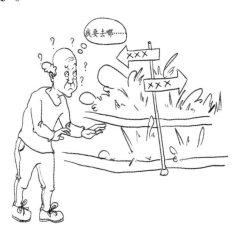

失智老人走失后存在的危险

尽管大多数走失的失智老人会被照料者或路人及时发现而安全返回。然而,走失也给这些老人带来一系列严重的后果,不仅会造成老人受凉、跌倒、受伤、交通事故、脱水、被拐卖、溺亡,甚至影响老人的自主性、自尊乃至生活质量,后果相当严重。

预防失智老人走失的措施

(一)佩戴身份识别卡

这是最最基本也是最有效的方法。老人身上如带有识别证,那么好心人就可及时联络其子女。但大家需注意两点：

1. 佩戴方法

失智老人通常自尊心很强，尤其是他们生病以后，因此一定不要把识别卡像挂宠物牌一样强行挂在他们身上，这样他们心里会不舒服，会

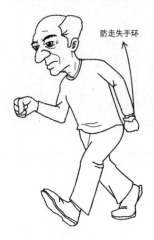

防走失手环

觉得丢脸。我们可以将身份识别卡缝在衣服的商标位置或口袋内。当老人真的走失时，好心人一般会去注意他们的衣物口袋，这样便能发现识别卡；而且这样缝制识别卡，老人平日穿着起来，也不会太过醒目。此类标签可在网上定制，搜索关键字"刺绣定制"即可。现在很多医疗机构及社区都在发放失智老人专用的黄手环（可以在医院记忆门诊或者部分社区免费领取，可咨询医生、护士），这在老人走失时可以帮助

他们进行身份识别及联系家人。因此家人可以在征得老人同意后为其佩戴。

2. 身份识别卡的内容

为防止坏人，识别卡上建议不要透露太多信息，只需写明：老人姓名、联系人姓名、联系电话、住址范围、特殊病症即可。识别卡上的内容应尽量简洁明了，字号要大。

(二)善用辅助用具

在日常生活中，我们可以利用图画或文字作提示，增加失智老人辨认环境的能力。在家居布置时可利用颜色或布帘隐藏出口，使老人不易察觉。家中亦可考虑加装防盗帘，使老人不易外出，但必须顾及老人在危急时逃生的需要。家中可使用电子响闹工具，例如感应门铃、离床警

报器、走失警报器等,这样当老人离开住所时,家人便能即时得知。最好给老人配备通讯设备,如手机、GPS定位器或定位手表,这样即使老人走丢也可立即用电话联系,还可以在老人的衣服内里别上一个GPS定位器,随时监测老人的位置。

(三)建立有规律的生活

保留老人熟悉的环境及生活习惯,以增加他们的安全感。安排一些老人熟悉又可应付的活动,这样既可减少老人在午睡或晚间游走的机会,亦可分散老人离家的意图。陪伴老人外出,舒展身心,例如和他们一起到公园或商场内闲逛,或选择一些视线不会被阻挡而设计安全的步行径,以便老人能够"自由散步"。

(四)最好专人看护,或求助于社区老人中心

不论是出于怕老人走丢的担心,还是出于照顾好老人的目的,家中有老人的家庭都最好要有专人看护,或者可以求助于社区老人中心。现在一般社区除了有看管幼儿的服务,也有老人中心、帮助照顾老人的服务。

(五)加强沟通

要减低失智老人走失的机会,最重要的是家人要多与老人沟通,告诉他们擅自出门的危险。虽然与失智老人沟通非常困难,但是不要放弃,一定要耐心地跟他们交流,告诉他们不要擅自出门,即使要出门也要告诉家人等等。家人要熟悉老人的生活习惯和需要,解决老人游走及离家的诱因。如有需要,家人可咨询医护人员,寻求专业协助。

(六)交代邻里

远亲不如近邻,和小区里的保安、邻居、菜场小贩等人多沟通、多委

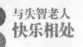

托。万一老人走失，他们能提供很多线索。

失智老人走失了后的应对策略

不管准备多么周全，失智老人走失的情况还是很常见，这一点务必要做好心理准备。如果老人不慎走失，一定要第一时间报警，不用局限于24小时的规定。家人应随时备有老人的近照，以便在老人走失时可以让他人协助寻找。

家人可以到老人经常活动的地方或以往的住址进行寻找，还可以借助媒体的力量，在报纸、微博上发布走失老人的照片，向更多的人寻求帮助。

找回老人后切记不要责备老人，训斥和责骂会让老人的精神压力更加大，更想出门。最重要的是检查老人是否受伤，并检讨老人走失的原因，以便做好预防，降低老人再次走失的风险。

(李亚玲)

第九节　口腔健康与卫生

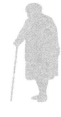

　　80岁的李爷爷患有失智症,最近1年老伴发现李爷爷时常忘记刷牙,口臭严重,且身上有异味。家属提醒时,李爷爷仍无主动刷牙行为,甚至拒绝刷牙。近2个月来李爷爷食欲下降,机体抵抗力明显下降,且经常感冒,还并发其他感染。此次李爷爷是由于反复的肺部感染而来医院就诊。

　　"民以食为天,食以齿为先"。口腔健康状态是反映生命健康质量的一面镜子。但人们对牙齿保健没有足够重视,民间还有"牙痛不是病"的错误说法。口腔和牙齿的健康关乎老人的饮食和营养摄入的能力,口臭、牙根炎、牙龈炎等病症会影响老人的味觉及进食,进而增加营养不良和感染的风险。所以口腔卫生及健康对老人特别重要。

　　口腔健康是总体健康和生活质量的根本所在,它是指没有口部和面部疼痛、口腔和咽喉癌症、口腔感染和口疮、牙周病、蛀牙和牙齿脱落,以及限制咬合、咀嚼、微笑、说话的其他疾病与障碍的状态。

　　口腔卫生的重点在于控制菌斑,消除污垢和食物残渣,增强生理刺激,使口腔和牙颌系统有一个清洁健康的良好环境,从而发挥其生理功能,维护口腔健康。

失智老人常见的口腔保健问题

失智老人有以下常见口腔保健问题:①忘记刷牙,不愿意刷牙,甚至抗拒刷牙。②不知道如何刷牙,或者不知道刷牙的正确步骤。③刷牙的时候不能集中注意力。④牙齿脱落,假牙佩戴不合适。⑤出现口腔疾病,如龋齿、牙龈炎、牙根炎、口腔溃疡等。

口腔健康问题对失智老人的危害

(一)口腔健康状况会引起营养不良

牙髓炎、牙周炎等口腔疾病将导致剧烈的牙齿疼痛,口腔溃疡及口腔白斑病将使老人出现口干、疼痛及张口受限等症状,这些口腔问题都将导致其咀嚼困难,只能选择较松软的食物,甚至会导致老人食欲下降。以上问题如长期存在,可导致老人的膳食不均衡,进而引起营养不良。

(二)口腔感染将导致失智老人出现严重的全身感染

由于老人的机体免疫力较差,龋齿和牙周疾病等很可能造成其面部多间隙感染,如不及时处理或治疗不当,可造成炎症扩散,引发脓毒血症甚至死亡。

(三)口腔疾病会加重慢性疾病

口腔中的病菌能引发老人的炎症反应,而这些炎症细胞因子进入全身系统后,可导致全身系统性疾病的发生或加重,如牙周病将导致糖尿病老人全身慢性感染加重,进而增强胰岛素抵抗,减弱药物的疗效。口腔中的菌落可能作为一种"储存库",经口—口途径的传播,引起个体胃炎的反复感染。高血压、高脂血症、肥胖、异常心电图等的发生均和口腔感染有关。

(四)口腔健康问题常影响到失智老人的自尊和生活质量

牙齿缺失可致面部塌陷,影响老人的外貌;口臭将导致老人因尴尬而不愿意参加社交活动。因口腔健康问题而导致的饮食结构失衡和营养不良,会引发或加重老年衰弱,从而影响老人的活动耐力、身体平衡等,并可进一步诱发跌倒的发生,也会引起失智老人生活质量的急剧下降。

促进失智老人口腔健康的建议

(一)做好健康宣教

口腔卫生保健能极大地降低失智老人口腔疾病的发生,我们有责任教会他们养成健康的口腔习惯。

(二)掌握正确的刷牙方法

刷牙时,牙刷应与上下外牙面成45°角,牙刷放置在牙龈处,从上向下(或从下向上)旋转刷牙。建议每天三餐后都要刷牙(至少早晚2次),每次刷3分钟。动作要轻柔,不要用力过猛,每颗牙齿的每个面都要刷到。老人应使用牙线清洁牙齿,而不可用牙签剔牙,否则易使牙龈萎缩。

(三)做好沟通工作

在帮助失智老人口腔护理之前,我们应先和老人进行友好的沟通,

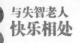
以便老人更好地配合。

(四)监督完成口腔清洁

对还保留部分刷牙能力的失智老人,我们需监督老人每天的口腔卫生工作,包括早晚刷牙、饭后漱口及清洗假牙,要让老人的牙齿每天都干干净净的。

(五)提醒刷牙

到刷牙的时间,我们就应该提示老人可以刷牙了,然后引导老人前往刷牙的地点(如卫生间,行动不便的老人需坐在轮椅或在床上刷牙)。刷牙的时间和地点应尽可能固定。

(六)引导并解释刷牙步骤

在引导老人刷牙的时候,我们可以把刷牙分解成多个简单步骤,依次向他们做出简单明白的指导,比如:"来,先拿起您的牙刷""把牙膏挤在牙刷上""把牙刷放到嘴里面""开始刷牙吧""好,现在先刷左边牙齿"等。

(七)必要时示范刷牙过程

如果老人忘记如何刷牙,我们可以示范给他们看,让他们模仿我们的动作,或者用手握住老人的手,轻轻地引导老人使用牙刷前后左右地刷牙。老人也可使用电动牙刷进行刷牙。

(八)全面清洁口腔

协助老人刷牙的时候,我们要注意观察,老人的牙龈、舌头和上颚都需要进行清洁。

(九)管理假牙

对于使用假牙的老人,进食后和晚上睡觉前都要把假牙清洗干净。老人睡觉前,要把假牙取下来放入清水中浸泡,并定期用专用清洁剂进行清洗。

(十)尽量食用可咀嚼性食物

如果没有其他严重的疾病而必须流质饮食,那么老人每天的食物里都必须要添加一定量的咀嚼性食物,这样可以更好地维持老人的口腔和牙齿的功能。

(十一)根据情况调整刷牙任务

如果老人反复出现吞咽困难或饮水呛咳,此时应相应调整刷牙的任务,不能再让老人用水漱口,因为这样可能会导致老人呛咳和误吸。

此外,若老人出现牙齿疼痛等不适时,应尽快就医处理。

（刘欣彤）

第十节　着　装

　　76岁的杨太太患有失智症。家属近日发现杨太太每天花在化妆和穿衣上的时间愈来愈长,有时她还会在衣柜前发呆,而当先生叫她时,她看着先生的眼神是空洞、迟疑的,约10分钟以后才回过神来。但其实她最后选的衣服都是常穿的那几件。如果问她为什么不换着穿,她就开始数落家中照顾她的保姆,说保姆把她的衣服都偷光了,害她只好穿一样的。

　　良好的着装风格给人以好的第一印象,合理的服装搭配既让自己身心愉悦,又能够增强自信。一定程度上,一个人的着装风格体现出他的性格和修养。因此,日常生活中我们一定要重视良好的着装及衣着的搭配。

失智老人出现着装行为异常的原因

　　失智症不单纯只有记忆力的减退,还会影响到其他认知功能,包括语言能力、空间感、判断力、注意力等各方面的功能退化,思维变成了分离的各个片段,因此失智老人极易出现思维混乱,同时可能出现干扰行为、个性改变、妄想或幻觉等症状。日常生活习惯和功能均需要后天的学习获得,而中晚期失智老人由于记忆力、判断力下降,往往会出现忘记如何穿衣服,疏忽个人卫生、外表及乱穿衣的行为。如果失智老人总是抱怨他们的衣服被偷了,这通常是和失智症导致的幻觉和妄想有关,因为衣服是贴身物件,所以最常成为目标,至于被怀疑的小偷则多数是照顾老人的人。

失智老人常见的着装问题

(一)判断能力下降,着装不合时节

气温变化时,失智老人无意识更换或穿着不合适的衣服。比如,有些失智老人冬天时穿轻薄的衣物,夏天却穿上了棉衣。有些失智老人甚至是眼前放着什么样的衣服就穿什么样的衣服,从不根据天气的变化来选择。

(二)不会选择合适的衣物及搭配

有些失智老人看到衣柜里有很多衣服,常常会不知所措,无从选择。有些失智老人在发病前很在意自己的身材,很爱打扮,现在却会穿着睡衣出门买东西。

(三)不记得穿衣服的顺序

有些失智老人会内衣外穿,或穿完羽绒服再穿衬衫,甚至会把衣服的前后面穿反。

(四)无法独立将衣服穿整齐

有些失智老人不会拉拉链,会扣错扣子,显得衣衫不整。此外,有些

失智老人甚至固执地选择一直穿着某件衣服,甚至拒绝更换。

失智老人异常着装问题的应对措施

失智老人有的时候会因为无法选衣服、穿衣服而感到沮丧,愁眉苦脸。穿着整洁得体可以让我们活得更有尊严。

家人可参考下述方法,尝试帮助老人完成穿衣服的任务,提高其自行穿衣服的能力。

(一)简化老人对衣服的选择

如果老人已经不知道如何在衣柜里选择合适的衣物,那么照料者可以事先选好两套服装,让老人从中选择。二选一对于老人来说,就变得容易多了。

(二)为老人准备简单、舒适而且穿脱方便的衣服和鞋子

老人的着装要求是:上衣最好是正面的开衫,开衫比套头的衣服更容易穿;裤腰最好是松紧带的;鞋子一定要合脚,并且要防滑,避免跌倒受伤。

(三)老人的衣物的摆放要合乎穿着顺序

如果老人不知道按照什么样的顺序穿衣服,照料者可以按照老人穿着的顺序摆放好他们要穿的衣服,每次只递给他们一件衣服,并要给他们明确的口头指导,比如"穿上这件毛衣",而不仅仅是简单抽象的"穿上"。

(四)尽量让老人独立完成穿衣或者力所能及的动作

如果老人自己还有能力穿衣服,只是动作比较缓慢,那么我们就不

能采取替代式的方式直接帮老人穿衣服,而要给老人充足的时间,让老人独立完成穿衣服的任务。催促老人极有可能会引起老人的焦虑和挫败感。如果老人不能独立穿衣服,应鼓励他们做力所能及的动作,比如系纽扣,否则他们会感觉自己很没有用,能力也会衰退得更快。

(五)示范帮助穿衣动作

如果老人穿衣困难,那么我们可以通过示范动作来指导老人自行穿衣。如果老人手臂活动不方便,那么我们也可以从旁协助。

(六)尽量满足老人的穿衣喜好

如果老人想反复穿同一件衣服,那就多买一件一样的或者差不多的衣服,这样衣服脏了可以及时换洗,老人也依然可以穿自己喜欢的衣服。如果他们想多穿几层衣服,那就让他们穿吧,只要确保不会太热就可以。

(七)老人拒绝穿衣时的应对技巧

如果老人拒绝穿衣服,我们可以先停下来,稍后再做尝试,而不要强迫老人马上穿衣。我们还可转移老人的注意力,不知不觉地为他们穿上衣服。我们要尝试找到老人不肯穿衣服的原因,到底是因为老人还想休息,还是因为身体哪个部位的疼痛让老人感觉到了不适。

(八)鼓励和赞美老人

在老人穿衣服的时候,我们要秉持耐心、体贴和鼓励的态度,并与老人进行愉快的交流,多赞美老人穿上衣服后看起来很精神。

(刘欣彤)

第十一节 洗 澡

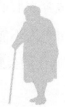

> 　　王奶奶85岁,患有失智症3年。夏季到来,老伴发现王奶奶不爱洗澡,且喜穿同一件衣服,时日一长,身上经常臭烘烘的。家人劝其沐浴并给予帮助,王奶奶却反应很激烈,认为家人要将其淹死,并且出现了大声尖叫、胡乱打人等异常行为。家人怎么劝都没有用,觉得非常苦恼。

　　定期洗澡能让身体保持清洁,既让失智老人自我身心舒适和愉悦,又让其在他人面前维持良好的自尊和形象。但是随着疾病的发展,失智老人已经无法自我独立完成洗澡行为,且很多老人不仅自己不愿意洗澡,同时极其不配合家人或照料者实施照护行为,出现比较激烈的抗拒行为,甚至会做出一些破坏性举动,比如大声尖叫、反抗或击打。因此,洗澡是失智老人日常护理中的难点。

失智老人抗拒洗澡的原因

(一)失智症引起的记忆障碍

　　失智老人患有记忆障碍,因此很多时候他们不知道怎么洗澡、为什么要洗澡。他们记不住脱衣服、调节水温、冲洗身体、泡澡、打香皂、冲水、关水、擦干身体、穿衣服等一系列顺序,因此不敢洗澡,或者因为担心自己没做好,会受到家人的指责,所以慢慢就不愿洗澡了。

(二)失智症带来的情绪障碍

有些失智老人因为心情不好,从而找各种理由逃避洗澡,如"今天好像感冒了"。

(三)对浴室环境或洗澡经历有恐惧感

有些失智老人有过在浴室险些跌倒的经历,或者有些失智老人觉得浴室太冷、太闷、不舒服,害怕淋浴喷头,不喜欢浴室里的雾气,觉得水太热或太冷,所有这些对失智老人来说都是一种不舒服的刺激。有些失智老人根本搞不清浴室是干什么的,在自己不知道干什么的地方被脱光衣服,他们当然会产生抵触情绪。

(四)失智老人的自尊未得到满足

因为有人在一旁,部分老人感觉到丧失了隐私,感觉不自在。即使是在家人面前脱光衣服,也会让人觉得不好意思。裸体是一种毫无防备的状态,这时失智老人如果不认识自己家人的话,他们就会处于一种神经高度紧张、万分恐惧的状态。

(五)失智老人判断力下降

由于失智老人判断能力降低,不知道照料者是在提供帮助,而认为他们是在逼迫或试图攻击自己,所以抗拒洗澡。

失智老人的洗澡问题的应对措施

(一)了解老人的自身能力,弄清楚老人不愿意洗澡的原因

根据失智老人自身的能力,给他们提供所需的帮助,鼓励老人尽量自己洗澡。尊重老人的习惯和喜好,如老人喜欢淋浴还是盆浴,喜欢哪一个人帮他们洗澡,喜欢用什么样的沐浴液,喜欢在什么地方洗澡等。弄清楚老人不愿意洗澡或抗拒洗澡的原因,才能采取相应的应对措施。

(二)与老人建立友好的关系和交流,引导老人洗澡

当失智老人不愿意洗澡的时候,不能强迫他们,强迫只能使抗拒行为升级。即使某一次被强行拉去洗澡,老人之后也会对洗澡这一活动感到恐惧。

相当一部分失智老人抗拒洗澡是因为沟通不畅所造成的。所以,在带老人洗澡前,我们要用令人安心的态度和语气,给老人简单的解释和安慰。在洗澡过程中我们可以给老人一样喜欢的物品或小食品,聊聊老人感兴趣的话题,给予微笑和友好,并鼓励和赞美老人的参与。在与老人沟通时,我们不能面无表情,不要用生硬的语气或身体语言,不要直接要求老人洗澡,也不要催促老人、吓唬或威胁老人。当老人表现出不安和焦虑时,我们要给予积极、友好的回应。带老人洗澡时,我们不可漫不经心地和旁边的人聊天说话,却不重视与洗浴的老人进行交流。

(三)营造一个舒适安全的洗浴环境

1. 调节室温和水温

天冷时,要事先打开浴霸或空调,让房间温暖起来。水温可以调到

比较适合的温度,以40~45℃为宜。如果老人脱下衣物后感觉到冷,那么他们就有可能抗拒洗澡。

2. 浴室要防滑

要确保地面没有积水,地面要放置防滑垫,防止老人滑倒。

3. 提前准备好洗浴用品

事先准备好洗澡用的物品,如毛巾、沐浴液、香皂等。准备衣物时,可以让老人也参与进来,让他们选择自己喜欢的衣物。使用可调节高度的浴椅或浴床,让老人可以舒服地坐着或躺着洗澡,并可以保持平衡姿势。舒缓的音乐可以转移老人的注意力,让老人更容易配合洗浴过程。

(四)引导老人参与洗澡,示范洗澡的具体步骤

在进行洗澡的各个步骤时,我们可以通过提前告知、征求意见、引导参与等方法,让老人感受到一切尽在其掌控之中,进而愿意完成洗澡任务。

洗澡时应循序渐进,慢慢调整,如从洗脚、洗腿、玩水开始,等老人适应了水温及有了舒适的体验后再开始洗澡。

我们可以用简单清楚的语句或动作示范,来引导和帮助老人完成洗澡的每一个步骤。比如:"来,阿姨,您先坐好""我们开始洗澡了""水温合适吗""我们先洗后背""这是肥皂"。

洗浴时,应注意腋窝、肘部、指缝、皮肤皱褶及会阴部等隐私或隐蔽部位的清洗,每一个部位都应清洗干净,并检查有无残留的沐浴液或肥皂液。

虽然失智老人可能已经忘记如何洗澡,但我们仍然要让老人保有简单的选择机会,比如让老人选择先洗前面还是背面。可以让老人自己拿着毛巾或沐浴液,这样可以让他们感觉到自己还有用。对于某些老人自

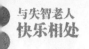
己能完成的动作,我们只要在一旁协助就可以了。

(五)留给老人充足的时间洗澡

由于多种慢性病或身体机能的退化,失智老人越来越衰弱,洗澡、穿脱衣服的动作也变得越来越慢。我们要有足够的耐心,给老人留有足够的时间洗澡,不要着急地催促或埋怨,更不要有不耐烦或暴力的行为,对老人能完成的动作或步骤我们要多给予鼓励和赞扬。

(六)注意保护老人,尊重老人的隐私

如果协助失智老人洗澡的人不是老人的配偶,那么就尽量让他们最信任的人、同性别的亲人或熟人来帮助他们洗澡。洗浴时,要用屏风或者拉帘进行遮挡,保护老人的隐私。如果发现老人表现出尴尬或不好意思,那么协助者应尽量选择从老人的侧面或者侧后方来帮助老人洗浴、擦拭或更衣,有时要用适当的衣物来遮挡其隐私部位。

洗头和洗澡时,注意尽量别把水和洗浴泡沫弄到老人的眼睛里、耳朵里和脸上,以免老人感觉不适而引起抗拒行为。

手持喷头时,注意不要向老人迎面冲水,避免老人被呛着。

温柔呵护老人的皮肤,避免使劲擦拭。

洗浴后,可用大浴巾包裹住老人的身体,避免老人着凉,并让他们感觉到自己的隐私是受到保护的,从而产生安全感。

洗浴完成后,要适时赞美老人的表现,让老人感觉到友爱和善意,从而将洗澡当作一项愉悦的活动。

失智老人洗澡时的注意事项

(一)饭前不宜洗澡

老人饭前血糖偏低,所以饭前不宜洗澡。建议老人在洗澡前最好喝一杯温热的糖开水,这样就能防止发生低血糖。

(二)饭后1~2小时再洗澡

饭后或饱餐后洗澡可使消化道的血液供应减少,不利于食物消化,甚至会导致虚脱、昏倒,故应在饭后1~2小时再洗澡。

(三)运动后不宜马上洗澡

大量运动或劳动后,应休息片刻再洗澡。

(四)选择老人接受的方式洗澡

如果老人拒绝盆浴或淋浴,可以在房间里擦澡,也可以采取分部位擦浴的方式。擦浴时避免用力过大,从而引起老人疼痛不适。也可以选择免冲洗的沐浴液及老人能接受的方式洗浴。

(五)照料者要有足够的耐心

不愿洗澡或拒绝洗澡在失智老人中非常常见,严重困扰着照料者。照料者应探究老人不愿洗澡或拒绝洗澡的原因,对症下药。对待老人洗澡,就像对待小孩子一样,只能耐心地劝诱,不要强迫,要给予鼓励和赞扬。

(刘欣彤)

第十二节　噎呛和误吸

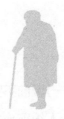

　　李爷爷88岁，患失智症5年，因"肺部感染、咳嗽、咳痰"入院，既往有高血压、冠心病。他的生活基本能自理，饮食、睡眠均较好，饮水无明显呛咳，住院期间由保姆照顾。经过一个多星期的治疗，李爷爷的感染得到控制，血压稳定，医生建议出院。准备出院的前一天下午，李爷爷看见保姆吃抄手，自己也很想吃，就叫保姆给他喂一个。吃了一个，李爷爷感觉味道不错还想吃，保姆又喂了一个。第二个抄手刚进嘴，保姆就看见李爷爷突然愣住了，面部涨得通红，一下子倒在床上，保姆紧急呼叫，医护人员立即全力抢救。遗憾的是经过1个小时的抢救还是没能挽回李爷爷的生命。

　　一个抄手为什么就要了李爷爷的命呢？因为他发生了噎呛。这是失智老人容易出现的进食相关的安全问题。此外还有一种常见的与进食相关的安全问题，即误吸。我们一起来了解一下噎呛和误吸的防范。

　　噎呛是指在进餐时食物噎在食管的某一狭窄处，或呛到咽喉部、气管，而引起呛咳、呼吸困难，甚至窒息死亡。医学上称为老年性食管运动障碍，民间又称为"食噎"或"噎食"。

　　误吸指进食（或非进食）时，在吞咽过程中液体或固体食物（甚至还包括分泌物)进入声门以下气道。一般人在发生误吸时常会伴有明显的呛咳,但老人却大多没有明显症状,这一点尤其需要我们注意。

当失智老人出现认知减退、吞咽障碍时,很容易发生噎呛和误吸。平常我们应注意观察老人是否有出现进食时突然不能说话、面部涨红,或进食、饮水出现频繁咳嗽的表现。如果有就要当心其有噎呛和误吸的危险,此时应该到医院进行吞咽功能评估。

噎呛和误吸风险的评估

通常噎呛和误吸的风险来自吞咽功能障碍,因此可对失智老人常规进行吞咽功能评定,临床上常采用简便、易于操作的洼田饮水试验进行评估。

洼田饮水试验就是让老人取坐位,喝30ml温开水,计时观察其所需的时间及吞咽过程中是否出现呛咳等情况。注意测试要在自然的情况下进行,不要有任何与测试有关的提示,以免影响结果。

结果判定

1分:可一口喝完,不超过5秒的时间,无呛咳、停顿。

2分:可一口喝完,但超过5秒的时间;或是分两次喝完,无呛咳、停顿。

3分:能一次喝完,但有呛咳。

4分:分两次以上喝完,且有呛咳。

5分:常发生呛咳,难以全部喝完。

最低分为1分,最高分为5分,分值越高说明吞咽功能越差,发生误吸的风险就越高。一般我们认为:1分为正常吞咽功能,2分为可疑有吞咽障碍,3分及以上则确定有吞咽障碍。

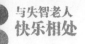

噎呛和误吸的预防

(一)选择适合的食物及适宜的进食方式

为失智老人选择适合的食物,进食时应将固体食物和液体食物分开,避免同时进食汤类及干硬食物,最好将搭配好的食物做成糊状;避免食用黏度大的食物,如汤圆、糖葫芦等,抄手要分半吃;进食速度不宜过快;进食前尽量让老人端坐,集中注意力,进食过程中避免谈笑或说话、避免一边吃饭一边看电视或听音乐等;进食后不要立即平卧,应保持坐位或半卧位至少30分钟以上。

(二)待呼吸平稳后再进食

对于咳嗽、痰多、喘累的失智老人,进食前应鼓励或协助他们充分排痰后吸氧,待呼吸平稳后再进食,以免进食中咳嗽而引起呛咳,甚至发生误吸。喘累严重者可先吸氧15~30分钟后,再戴氧进食。

(三)进食后不要刺激咽喉部

失智老人进食后应尽量避免刷牙、口腔护理等操作,以免刺激到咽喉部而引起噎呛和误吸。

(四)进行吞咽功能训练

对于能配合的失智老人,可指导其进行吞咽功能训练,如进行口唇闭合训练:模仿吸奶动作,轻扣唇周,小口呼吸或吸管吸气;进行吞咽反射强化:空吞或发"k、t、p"等重音。

(五)寻求医护人员帮助

不能经口进食者,应到医院寻求医护人员的帮助,必要时留置鼻胃管行鼻饲饮食。

预防噎呛和误吸的注意事项

(一)正确的体位

意识清楚者进食时,应尽量取坐位、高半卧位或抬高床头30~45°。

进食后保持坐位或高半卧位30~40分钟,不要立即躺下或翻身。

如果病情不允许抬高床头者或意识障碍者,取侧卧位,保持气道通畅或头偏向一侧,以免误吸。

(二)进食的状态

进食应在安静状态下缓慢进行。若出现呛咳现象,应立即停止进食,予侧卧位,鼓励咳嗽,轻叩其胸背部,将食物咳出。必要时用手(防咬伤)或吸引器、气管镜取出口腔、喉部、气管内的食物(需医护人员操作)。

(三)喂饭的技巧

喂饭时,照料者最好站在老人身体右侧,不急不躁,动作轻柔。

给双目失明或眼部有疾患的老人喂食时,每喂一口都要先用餐具或食物碰触老人的嘴唇,以刺激其知觉,同时告诉老人吃的是什么以及饭菜的颜色等。

每勺的饭量不可太多,以老人刚好能一口吃下为佳;喂饭的速度不宜太快,要给老人充足的时间进行咀嚼和吞咽,不要催促老人。

鼓励老人进食时要细嚼慢咽,若其出现恶心、呕吐反应时,要暂停喂

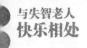
食,及时清理其口腔内的食物。

(四)根据吞咽功能选择合适的食物类型

给失智老人喂饭时,是选择流质饮食、半流质饮食、糊状饮食还是正常饮食,这需要我们根据洼田饮水实验结果来决定。吞咽正常者选择正常的饮食;可疑吞咽障碍者选择糊状饮食,例如米糊、粥、芝麻糊等;确定有吞咽障碍者,应到医院接受专业治疗。

吞咽功能训练

(一)感官刺激

1. 触觉刺激

用手指、棉签、压舌板、纱布等在面颊部内外、唇周、整个舌部实施按摩、摩擦、震动、拍打等刺激,旨在增加这些器官感受器的敏感度,进而提高中枢神经在吞咽过程中的敏感度及功能性调节能力。

2. 咽部冷刺激与空吞咽

咽部冷刺激是使用棉棒蘸少许冰冻的水,轻轻刺激腭、舌根及咽后壁,然后嘱老人做空吞咽动作。寒冷刺激能有效地强化吞咽反射,反复训练可使之易于诱发而且吞咽有力。

3. 味觉刺激

用棉棒蘸不同味道的果汁或菜汁(酸、甜、苦、辣等),刺激舌面部味觉,增强味觉敏感性及食欲。

(二)发音运动训练

发音肌群与吞咽肌群有共同的作用,很多老人在吞咽困难的同时也伴有言语障碍。训练时先利用单音单字进行康复训练:如嘱老人张口发"a"音,并向两侧运动发"yi"音,然后再发"wu"音;也可嘱老人缩唇然后发"f"音,还可做吹蜡烛、吹口哨动作,通过张闭口动作促进口唇肌肉运动。

(三)口面肌群运动

1. 颌运动

颌运动可促进咀嚼所需要的转动运动,包括尽量张口,然后松弛;下颌向两侧运动。为了加强老人的肌肉力量,当老人张嘴时,照料者可把手放在老人的下颌下,向上托,以抵抗下颌的向下力量。老人闭颌时,让其用力咬合,照料者向下拉下颌,施加反向运动力。

2. 唇运动

唇运动可以改善食物或水从口中漏出的情况,包括闭唇、噘嘴和唇角上抬。具体方法如下:

(1)老人紧闭唇,照料者将食指与中指分别压于上、下唇,用力掰开双唇,抵抗闭唇。也可让老人面对镜子独立进行紧闭口唇的练习。

(2)老人用力噘嘴,照料者用食指置于嘴角向外拉,给予阻力。

(3)老人微笑,照料者将中指置于口角,抵抗唇角上抬。

(4)用冰块沿口角向面颊快速轻擦,可促进唇角上抬。

3. 舌运动

舌运动可以促进舌头对食团的控制,加强食团在口腔内的推进,提高舌根部的回缩力量,有助于吞咽能力的改善。舌运动包括舌头伸出、舌头侧伸、舌尖舌根抬高。

4. 吞咽与空吞咽交替

每次吞咽食物后,应反复再做几次空吞咽,使食团全部咽下,然后再进食。每次进食吞咽后饮1~2ml的水,这样既有利于刺激诱发吞咽反射,又能达到除去咽部残留食物的目的。

以上吞咽功能训练均可以在家由照料者带着老人进行,如果不能坚持或效果不佳,可到医院或专门的康复机构接受吞咽功能训练和治疗,如低中频电刺激疗法——吞咽治疗仪。

噎呛和误吸的急救

清醒状态下噎呛的急救,通常采用海姆立克急救法,步骤如下:①一人帮助老人站立并站在老人背后,用双手臂由腋下环绕老人的腰部。②一手握拳,将拳头的拇指一侧放在老人的胸廓下段与肚脐上的腹部部分。③用另一手抓住拳头,肘部张开,用快速向上的冲击力挤压老人腹部,以便形成一股冲击性气流,将堵住气管、咽部的食物硬块等冲出。④反复重复第③步,直到异物吐出为止。

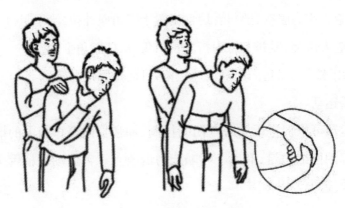

海姆立克急救法示意图

上述方法无效或老人因身体虚弱而不宜采用上述方法时,应及时拨打120,以便使老人以最快的速度获得救治。

总之,噎呛和误吸是失智老人发生意外死亡的原因之一,照料者应该高度重视,及时发现老人的吞咽障碍等异常,避免意外的发生。

（杨君）

第四章　行为应对

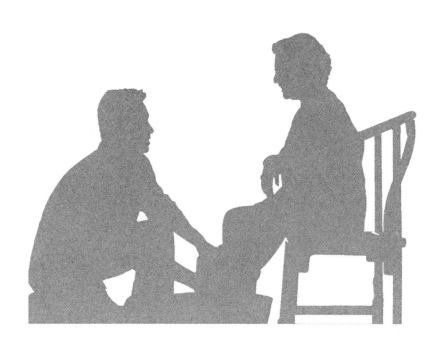

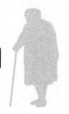

第一节　精神行为症状的应对原则

　　中午正在小憩,一阵紧促的铃声把我从梦中惊醒,我的好朋友张晓明焦急地说:"我的爸爸不行了,他说家里有妖怪,红头发绿眼睛的,大大小小、高高矮矮地站了一屋子,要杀他。他和怪物搏斗了一阵子,那些妖怪全都钻进了南瓜里,爸爸使劲地抱着南瓜扔到草地里,喘着气说终于可以放心了。"

　　晓明一家都认为父亲疯了,打电话的目的是问我该怎么办,是不是要送父亲去精神病院。出于职业习惯,我马上问他父亲的记忆怎么样,做事是否像以前一样好。因为这位父亲是个文盲,而且一直生活在乡村,从未出过村子,连人民币都不能辨识,做量表自然是不可能。我转而又仔细询问了朋友的母亲,发现这位父亲最近两年总是重复说一些家人不太懂的话,对以前最爱的孙子也表现出漠不关心,最近一年来无法胜任以前熟悉的农活,不能自己煮面条,甚至有尿失禁的情况。有时家人看见他在外面请客吃喝(因为老人自己不吃),而总是责备他,语气也很不好。

　　经过头颅核磁共振等检查后,我告诉朋友:"你的父亲患了失智症,这些精神行为症状都是生病的表现,你们应该关心他,而不是责备他。"

晓明一家觉得很奇怪,以前只知道失智老人会变得"傻了""笨了",难道还会成为"疯子""怪人"?

是的,大约90%的失智老人都会出现精神行为症状,是失智症就诊的主要原因之一,也是最为困扰家庭和社会的问题。那么,什么是失智症的精神行为症状呢,简单地说,就是出现了与我们常人不同的心理活动和行动表现。从医学上讲,"精神"是指人的意识、思维活动和心理状态,"行为"是受思想支配而表现的外在活动,有目的性和动机。失智症常见的精神行为异常可见表4-1。

表4-1 失智症常见的精神行为症状

精神症状	行为症状
焦虑、抑郁、淡漠、欣快、幻觉、妄想、失眠	不适当的行为、重复语言和重复行为、言语和身体攻击、尖叫、烦躁不安、激惹、咒骂、徘徊、脱抑制、囤积、跟踪

那么,失智老人的精神行为症状如何观察呢? 我们在临床实践中通常运用神经精神科问卷(NPI)来进行评估,以帮助家属识别老人的主要精神异常症状。

(一)妄想

妄想表现为错误的观念,如认为别人要伤害他们,认为别人偷他们的东西,怀疑有人害他们,怀疑配偶不忠,怀疑家人要遗弃他们,认为房子不是自己的等。

(二)幻觉

幻觉是一种不存在的虚幻的主观感受,如视幻觉或听幻觉,常见的症状包括:看到不存在的东西,听到不存在的声音,和实际不存在的人说话,闻到了别人闻不到的气味,尝到了一些无缘无故的味道,感觉到有东西在身上爬行等。

(三)激惹/攻击行为

激惹/攻击行为表现为拒绝别人的帮助,难以驾驭,固执,向别人大喊大叫,打骂别人,感到烦躁或抗拒一些如洗澡或换衣服之类的活动,非按自己的方式行事不可,气愤地大声吵嚷或诅咒,做出使别人很难应付的行为,以及猛烈地关门、踢家具、扔东西等。

(四)抑郁/心境不悦

抑郁/心境不悦表现为伤心、情绪低落甚至哭泣等,感觉自己像是个失败者,觉得自己是坏人或应当受到惩罚,觉得自己是家里的负担,甚至有想死的念头或行为等。

(五)焦虑

焦虑表现为与照料者分开后不安、精神紧张,具体表现为呼吸急促、叹气、不能放松或感觉紧张,对将来的事情担心,发抖、不能放松等。

(六)过度兴奋/情绪高昂

过度兴奋/情绪高昂表现为过于高兴、感觉过于良好,对别人并不觉得有趣的事情感到幽默并开怀大笑,与情景场合不符的欢乐,为了好玩而搞一些幼稚的恶作剧等。

(七)淡漠/态度冷淡

淡漠/态度冷淡表现为对以前感兴趣的活动失去兴趣,对别人的活动和计划漠不关心,自发活动比以前少,不大会去主动与人交谈,家务做得少了,不再关心朋友或家庭成员等。

(八)脱抑制

脱抑制表现为行为突兀,如与陌生人讲话时自来熟,说话不顾及别人的感受,说一些以前不会说的粗话或谈论性相关的话题,做出不考虑后果的冲动行为,用一种与他个性不符的方式触摸或拥抱别人。

(九)易怒/情绪不稳

易怒/情绪不稳表现为做出不耐烦或疯狂的举动,对延误无法忍受,对计划中的活动不能耐心等待,突然暴怒,喜怒无常,脾气很坏,一点小事就很容易发脾气,好争辩而且很难相处等。

(十)异常动作行为

异常动作行为表现为反复进行无意义的活动,如围着房屋转圈、摆弄纽扣、用绳子包扎捆绑等,漫无目的地在屋子里踱步,翻箱倒柜四处搜寻,反复地穿脱衣服,过度地坐立不安等。

(十一)睡眠和夜间行为紊乱

睡眠和夜间行为紊乱表现为入睡困难,晚上常把别人弄醒,早晨很早起床,白天频繁打盹,夜晚出现夜游、踱步或者从事不适当的活动等。

(十二)食欲/饮食变化

食欲/饮食变化表现为食欲减退或增加,体重增加或体重减轻,喜欢的食物口味发生变化,进食行为有变化(比如说一下子往嘴里放太多食物),每天吃完全相同的食物或进食顺序完全一成不变等。

晓明一家终于明白父亲的症状都是失智症的表现。当失智的父亲做出一些不同寻常的事情时,他们需要做的是接受、理解和关爱。在日常生活中,我们要注意以下的处置原则和注意事项:

第一,让老人保持日常活动,尽量带他们做自己喜欢或熟悉的事情。

第二,如果某人或某事让老人不开心,那么就让他们远离这个人或这件事。

第三,当老人吵闹时,要观察他们是否有疼痛、便秘、尿失禁等症状,解决这些症状后会让老人恢复平静。

第四,如果老人近期有新增加的药物,则应向医生咨询这些药物是否会影响老人的精神状态。

第五,当老人做事时(即使做错了),不要责备或者表示不赞成,要尊重他们的想法。

第六,当老人出现幻觉、冲动行为时,尝试身体的接触、拥抱,与他们保持眼神的交流。

第七,和老人交流时,要保持在同一高度,不要让他们感觉到我们居高临下。

第八,我们的说话速度要慢而且清楚,不要大声喊叫,以免让老人觉得我们在嫌弃他们,从而加速他们的抵抗。

第九,不要用手指指老人、责骂老人或者欺骗老人。

第十,做老人喜欢的食物,带他们参加喜欢的活动。

第十一,如果是我们的原因造成老人的烦躁,那么我们应该离开老人一会儿。

第十二,要知道哪些事情可能会惹怒老人,从而避免。

> 听了我的建议,晓明非常惭愧,看来自己和家里人是误解父亲了,不知道他生病了,而且已经有了明显的精神行为症状。当晚,晓明和家人开了一次家庭会议,对父亲的起居生活、日常训练做了分工,我也给他们开了一些处方药物(抗痴呆药物)。2个月后,晓明再次给我打电话,高兴地说:"爸爸好多了,近半个月都没有产生幻觉了,还知道自己扫地、做饭,说话也正常了,身体也长好了,太感谢了!我们幸好听了你的建议没有把他送去精神病院。"

这个故事告诉我们,当失智老人出现精神行为症状时,家人要寻求医生、护士的帮助,在医生的指导下为老人合理选择一些药物治疗。更为重要的是,家人要和医生、护士一起仔细分析老人出现异常行为的原因,以爱和宽容去照顾他们、理解他们和帮助他们,只要有爱,有什么不能战胜呢?

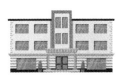

小贴士

　　失智老人的精神行为异常是由于失智症引起的,这种精神行为症状在医学上被称为"器质性精神障碍",因此治疗失智症是首要的任务。而抗精神病药物由于副作用和有增加老人死亡风险的原因,因此需要在家属理解、医生指导下小剂量短期给予。作为家人,在失智老人就诊时注意不要只要求医生处理精神行为异常,而应积极寻找原因,给予老人关怀和包容。值得注意的是,失智老人的严重精神症状可以通过精神科的药物得到一定程度的控制,但是行为症状不能很好地通过精神科药物治疗,而是需要家人的理解、尊重和非药物途径干预(下面一节会介绍干预的方法,请继续阅读下去)。

(吕洋)

第二节　失智症的行为问题

失智症可以伴随许多行为问题,让医生和家人非常苦恼,有些症状与认知障碍、记忆下降有关,有些症状与精神和/或情绪问题有关,如抑郁、淡漠、妄想和易怒。由于影响因素众多,失智老人出现的行为问题千奇百怪,每个人的表现和解决方法可能也有差异。同时,很多家庭并不确定失智老人哪些行为问题是失智症所致,哪些行为问题是其他疾病、药物副作用等引起。因此,这一节我们会对失智症的常见行为问题以及疏导策略进行叙述,当然家人和照料者也可以发挥自己的聪明才智帮助老人解决行为异常问题。

发现,从身边的小细节开始

(一)人格改变

所谓的人格改变,即失智老人的性格发生了改变,往往是与之前的性格相反,例如大方的人变得小气、开朗的人变得忧郁、谨慎的人变得无所畏惧、好脾气的人变得暴躁等。下面这位李爷爷就是患失智症后发生了人格改变。

81岁的李爷爷曾是一位农村小学的校长,未失智前,他很尊重老伴。5年前,他得了失智症,后来性情大变,成天用难听的话骂老伴。两人走在路上,他在前面骂骂咧咧,老伴在后面难堪地跟着,但是她不能离开,否则李爷爷会走失。

(二)情绪不稳、容易发脾气

失智老人的情绪波动很大,易有吵闹、激怒、哭泣等情感失控表现。例如:观看电视的时候,老人突然脾气暴躁,开始谩骂周围人,但关掉电视后立马又恢复平静;在吃饭的时候,老人突然一个人开始大笑,可事后问其本人也不知道为什么会笑;发呆的时候,老人突然开始很伤心地哭泣,但事后其本人却不能回忆起此行为。

(三)日夜颠倒

失智老人记忆力下降,不但对事物没有了逻辑思考,并且会出现时间观念差错,夜间不睡、白天嗜睡的情况,还有半夜起床收拾家务、半夜起床吃东西、半夜起床游走等情况。

(四)出现幻觉、妄想

失智老人感受到不存在的事物,这种症状称为幻觉。具体地讲,就是某处什么也没有,但老人却说看见了什么、听到了什么,例如他们说看见了死去的亲人、看见小偷、看见动物等;还有些老人认为他们不在自己的家里,因此常常要求回家;也有此老人认为自己仍然没有退休,而提出去上班的要求。

张婆婆是一位80岁的失智老人。家人常常听见她自言自语，问她在干什么，她说她在和一些亲戚说话，经常提到的是她已经过世的父母。

失智老人出现了确信本来不会有的事物存在的想法，即妄想，这是失智症的一大特点。尤其是女性失智老人，她们常常会出现神经过敏、疑神疑鬼的消极心态。其中，最常出现的妄想就是被窃妄想，还有就是怀疑自己的老伴出轨等。

刘婆婆患失智症2年多了，她经常怀疑保姆偷钱，并经常点算金钱。即使家人给刘婆婆解释了也没有用，反而让她觉得家人都不相信她，而更为激惹。

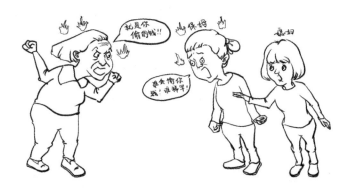

(五)情感淡漠

失智老人会逐渐出现自私、无同情心的情感淡漠症状。有些老人会像小孩子一样,对自己吃的、用的都看得牢牢的,不许别人动;有些老人会经常指责别人对他们不好,虐待自己,且对于家中其他人的情况表现得漠不关心。

(六)徘徊

失智老人因为情绪不稳定,对周围的事物常常感到陌生,因此容易出现徘徊的现象,表现为毫无目的地来回走动,还会有离家出走的行为。例如夜间在家人不注意的情况下他们自己走出家门;如果在家中听见噪声,他们就会坚持向门外走去;若某一天没出门活动,他们就会强行出门。

(七)重复行为/语言

失智老人因为记忆力下降,不能清楚地记得自己是否完成了一件事,所以会有同一件事情反复完成的情况,例如重复学习他人说话、重复搬运物品、重复提问等现象。

(八)收集/收藏物品

老人本身因为年代文化的原因,会有舍不得扔东西的习惯,而失智老人的这种现象将更严重。他们会对一些无用之物进行收集,例如报纸、纸巾等物品,并且他们还会拒绝丢掉损坏的物品,可能这样的行为可以让他们更有安全感。若有人要收拾整理他们的房间,他们还会对他人发脾气。

(九)不安、惊恐

失智老人由于记忆力的减退,原来熟悉的环境和家人对老人来说,都成了陌生的地方和不认识的外人,因此他们会显得紧张不安。他们对周围的一切总是保持着一副警惕的样子,或是处于一种茫然不知所措的状态,惶惶不可终日,而惊恐害怕的直接结果就是表现为谩骂或击打身边的人,他们的攻击行为十分突然,让人防不胜防。

(十)受本能支配

随着病情加重,失智老人的道德观念可能会逐步丧失,他们的行为活动会越来越受本能的支配,表现出食欲、性欲等的"亢进"。有些老人会当众在异性面前脱光衣服,又或是无节制地进食某种喜欢的食物,而对不喜欢的食物则一口都不吃。

> 失智老人王婆婆每天在家吃完饭后便往外跑,向邻居挨家挨户讨饭吃。她向人诉苦:我真可怜,孩子不孝顺,饭都不管饱。王婆婆的儿子很委屈:"她吃了什么都不记得,被邻居误会我不孝是小事,她吃出毛病就不好了。"

(十一)不注意个人卫生

失智老人的自理能力会逐渐下降,但又因为是隐私的事情而不愿让他人帮助,最终导致个人卫生状况变差。例如有些老人抵制洗澡、不愿穿衣、不愿意洗脸或洗不好脸。

以上便是失智症的常见异常行为和情感的表现,及时地发现这些异常有益于我们早期地控制它,防止病情进一步恶化,并且通过积极的关怀和帮助,帮助失智老人改变这些行为问题。

改善,需要家人的耐心

越来越多的老人患上了失智症,作为家人和陪护,我们不仅需要早期及时地发现老人的异常,及时陪同老人就医,更重要的是需要通过纠正老人日常的生活习惯来改善老人的症状。适宜的活动、良好的疏导、支持性治疗等都有助于老人养成良好的生活习惯。

(一)适宜的活动

适合失智老人的活动有很多,家人和照料者可根据老人病情的程度、个人爱好、日常起居来获得灵感,设计适合他们的活动,并且在互动过程中,家人和照料者应耐心诱导。

1. 精挑细选

基本游戏玩法:照料者准备八宝茶需要用的红枣,请老人帮助去核。

所需物品:①八宝茶材料:红枣、杞子、元肉等;②多隔胶盒;③大塑胶容器;④小袋子。

增加难度:照料者准备八宝茶的其他材料,如杞子、元肉等,请老人分成不同的小份,并放于多隔胶盒中。

再增加难度:照料者请老人将八宝茶的材料一份一份地分好,并放入小袋子中,然后封口。

2. 数独

基本游戏玩法:老人需要在照料者陪同下根据9×9盘面上的已知数字,推理出所有剩余空格的数字,并满足每一行、每一列、每一个粗线宫内的数字均含1~9,不重复。

难度系数1　完成时间＿＿分钟

	3				7			4
6		2		4	1			
	5			3		9	6	7
	4				3			6
	8	7				3	5	
9			7				2	
7	1	8		2			4	
				1	6	8		9
4				5			3	

　　所需物品:含有部分数字的九宫格图纸及答案(可购买专门书籍或从网络上下载)。

　　增加难度:照着例子准备更具难度系数的题目。

3."骰""骰"相关

　　基本游戏玩法:照料者准备多个具有故事元素的骰子,让老人随机选出其中三粒骰子,再邀请老人编一个包含该三个元素的故事。照料者与老人轮流掷骰子、编故事(这样可增加老人的兴趣)。

　　举例:骰子一代表李嫂;骰子二代表菜篮;骰子三代表市场。故事:李嫂带了一个菜篮去市场。

　　所需物品:故事元素骰子6~8粒(每一粒的各面都有不同的故事元素)。

　　增加难度:每次掷更多的骰子。

(二)异常行为的疏导

1.对有判断障碍者的疏导

　　失智症发展到中期时,失智老人常把晚上与早晨弄错,经常大吵大叫,或者出现"在家附近却迷了路"的症状。

　　失智老人找不到方向是因为定向力障碍,简单地讲就是对自己在空间上、时间上的定位能力下降。对于这类老人,我们需要在旁耐心地引导老人的思路。例如,当老人在外找不到回家的方向时,我们可以告诉老人经过(可看见的)某个地标就到家了,然后通过不断地提醒,让老人自己找到回家的路。

而对于丧失时间判断的老人,照料者可通过早晨提醒他们刷牙,从而让老人意识到一天的开始,晚上可以通过关窗帘提醒他们到了睡觉的时间。

2. 对躁狂者的疏导

失智老人经常会出现躁狂的表现,如有时对家人、邻居、路人动武,有时老人自己用头撞墙及柱子等。对于这种现象,我们一定要查明照料者当时是否没有满足老人的要求或者建议,即积极寻找老人发怒的原因。当我们消除这些原因后,老人的躁狂症状几乎可以消失。此外,我们更要注意老人有无自伤或者伤人的情况,在查找老人不满的根源的同时,应防止其受伤及伤害到其他人。

　　失智的张婆婆对其他人都彬彬有礼,但是只要一看到隔壁家的女主人就生气,要去打她,还守在邻居家门口踢门。张婆婆的女儿只好经常去给邻居道歉。我们仔细追问为什么要打那位女士,张婆婆振振有词地说邻居很坏,总是想偷她的家具。我们分析后发现,张婆婆只是针对邻居一个人,所以我们建议家属带张婆婆去别处居住。后来张婆婆的女儿说搬家后张婆婆再也没有出现打人的现象,又恢复成那个和蔼可亲的老人了。

3. 对幻觉、妄想者的疏导

幻觉和妄想是让家人和医生很苦恼的问题,遇到家里老人有这些症状的时候家人必须要有耐心。一般而言,幻觉和妄想并不会持续很长时间,所以要耐心地等待症状消除。

我们首先需要判断这种幻觉或妄想的危害程度。例如,失智老人自诉看到了一些小动物,他们觉得很可爱,这样的症状不会给人带来伤害,因此不必急于消除。我们可以通过转移他们的注意力来帮助他们缓解症状。但是,如果失智老人自诉看到了坏人拿刀子要杀他们,那么这样的症状可能会激怒老人,造成老人自伤或者伤人,这种情况就需要及时就诊,给予药物治疗,以免发生意外。

转移注意力的方法

(1)与老人换一种方式交流,等待症状消除:比如老人怀疑女婿偷钱,如果家人解释说"他没偷",这会让老人更固执,还不如说"咱们一起找找吧"或者"以后加利息一起还",这样老人会更容易接受。

(2)音乐疗法:有研究表明,各种形式的音乐可以有效缓解幻觉、妄想的症状。我们可以根据老人的爱好,选择老人喜欢和熟悉的音乐,陪同他们一起听、唱。例如,失智的李婆婆出现幻觉时,她的儿子就陪同她高唱《东方红》,母子俩都很高兴,老人的幻觉症状很快就消失了。

(3)玩游戏:我们在实践中发现,陪同老人一起玩各种游戏,如家庭会议、纸牌、跳棋、拼图等可以帮助老人转换注意力,减轻老人的幻觉和妄想症状。

失智的田爷爷离休前是一位领导,经常开会。患上失智症后,他总是觉得自己在开会,但是没有听众,因此非常生气。家人听从我们的建议后,找了很多亲戚朋友,陪同老人开了一次"工作会议",让老人再当了一回"领导"。老人高兴得几天合不拢嘴,也不生气了。

4. 对徘徊者的疏导

随着失智症进展到中期,老人常常出现来回不停地走动,有时明明在家里待着却嚷着要回家,非要外出。这种徘徊的症状让家人非常苦恼。出现徘徊一般提示失智老人处于不安的状态,我们需要耐心走进老人的内心,帮助他们寻找不安的因素,并且陪同他们消除这些不良因素,如此,老人的徘徊自然就会减少。

(1)满足需求:失智老人容易提出一些看似不合理的要求,但那是他们认知功能下降以后出现的症状,我们不能以常人的思维呵斥或否定他们的要求,而应该顺从他们,陪同他们完成,这样就可以减少他们徘徊的发生。比如老人嚷着要回家,那么我们就可以和他们一起出去,问他们家在哪里,然后一起寻找,期间不时提醒老人家的位置,问他们"找到家了吗",或者告诉他们"去那边找找看",表现出关心的样子,直到把老人重新带回家中。

(2)怀旧疗法:在家里摆放一些老人和亲人的旧照片或老人喜爱和熟悉的东西,增加老人对这个家的归属感,减低老人离家的机会。

廖婆婆是一位中度失智症老人，她经常跑出家去，原因是她觉得那不是她的家，她的家里有一个旧箱子。儿子们说那个箱子在很远的家乡，早就废弃了，但是他们遵从医生的建议把旧箱子搬回来后，从此老人就没有再离家出走了。

（3）增加运动：家人和照料者可定时陪伴老人外出散步，增加他们的日间活动，以满足他们外出的需要，消耗他们过剩的精力，这样才能令他们晚上产生睡意。

（4）加强安全措施：失智老人比较容易出现夜间的徘徊，这时候家人也入睡了，老人更容易发生意外。所以有时我们不得不建议失智症家庭换锁，或将门锁安装于老人不容易找到的地方，或安装两把锁，或安装大门发声感应器，减低老人夜间外出的机会。

5. 对收集废物者的疏导

由于失智老人坚信一些废物是宝物，因此这个症状很难通过药物改善，也是令家庭非常苦恼而又难以解决的行为症状。一般来讲，这种现象往往是阶段性的，并不是长期持续的，需要家人和照料者的理解和宽容。合适的做法是，在没有危险和危害的前提下，尽量让失智老人管理其收集的物品，也可以让家人"帮着放在安全的地方保管"，做出真的保管着的样子更好。但是，如果收集的物品污染了环境，如收集丢弃的食品和生活垃圾等，这时候就需要劝服老人一起处理。下面这个家庭对这种行为做了很好的示范。

卢婆婆是一位失智老人，以前很爱整洁，家里一尘不染。但她患病后开始收集旧报纸，甚至从小区垃圾桶中收集瓶瓶罐罐，家里变得越来越脏乱，还经常发出恶臭气味。对此家人非常生气，就和老人"对着干"，把卢婆婆捡回的垃圾全部扔掉，卢婆婆当然又去捡回来，弄得家里经常发生争吵，大家都不开心。在接受我们的建议后，家人意识到不能和老人"讲道理"，就和老人一起整理收回的物品，然后劝说老人一起去卖掉旧物，还可以补贴家用。卢婆婆很高兴，感觉大家理解她了，还可以为家里挣钱。当然，当卢婆婆高兴的时候，家人趁机提出"有些物品不能卖，又很臭，能不能丢了"，卢婆婆也会答应。过了一段时间，卢婆婆的家人告诉我们，虽然卢婆婆还是要收集垃圾，但是会选择性地收集了，家里的环境也大为改善。

6. 对认错人或物的疏导

有时明明自己的女儿就在眼前，失智老人却问"我的女儿在哪里"，这常常使家人感到悲伤。

通常家人或者朋友对待失智老人错认的第一反应就是纠正他们。但其实我们没有必要纠正老人的错误，更没有必要反复多次地、不厌其烦地强调"我是你的女儿"。这样做反而会增加老人的负担，起到反作用，还不如坦然接受这种错认。如果老人要求，我们还可以陪同老人"寻找女儿"，增加老人的亲切感。

容忍他们的错误的最佳的做法是：与老人亲切地共处，让他们有稳定感和安全感。

7. 对夜间不睡觉者的疏导

随着失智症的进展,失智老人容易出现睡眠倒错,白天打盹,夜间不睡觉的情况,这样的老人往往都是白天整天坐着不动的。因此,最好的办法是增加老人的日间活动量,而且不能让他们处于随时打盹的状态,午睡时间也要控制,一般在30~60分钟。家人和照料者帮助失智老人建立良好的睡眠卫生习惯也是非常重要的。

(1)规律生活:失智老人应坚持规律的就寝时间、午睡时间、早上起床的时间,在接近黄昏的时候逐渐减少活动和刺激(如光、噪声)。

(2)睡前准备:为失智老人换上舒适的睡衣,老人睡前可吃点小点心、喝点牛奶等。用柔和的声音与老人交流,或者给老人睡前故事。

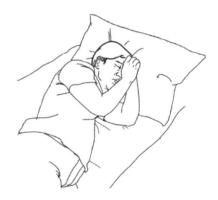

(3)环境舒适:失智老人的房间应保持温暖,床铺干净舒适并经常换洗晾晒。有的老人有起夜的习惯,故应在走道安装小夜灯,防止老人害怕黑暗。

(4)替代治疗:当老人晚上入睡困难时,可以播放宁静的音乐,或者用薰衣草精油为老人按摩,这些都可以帮助诱导老人进入睡眠。

8. 对不愿洗澡者的疏导

随着失智症的进展,老人可能变得不愿意洗澡,还会因此出现家庭"战争"。对此,家人和照料者首先要弄清楚老人为什么不愿意洗澡。常见的原因有:老人不知道为什么要洗澡,不知道怎么洗澡,感觉被侵犯了隐私,对浴室感到恐惧。因此,家人和照料者要分析原因,给予相应的帮助。以下是普遍适用的方法:

（1）选择合适的家人或照料者协助：洗澡是非常隐私的活动，失智老人往往不愿意向其他人展现自己的隐私，而需要他们非常信任和熟悉的照料者提供洗澡帮助。所以，家人或照料者首先应与老人建立起良好、互信的关系，保持有效的沟通，尽量由老人认可的人员协助其洗澡。

（2）选择合适的洗澡时间：根据老人以前的习惯安排洗澡时间；冬天时，可以安排在下午天气较暖时洗澡。

（3）营造舒适的洗澡环境：调节好室温和水温，准备好洗浴用品，准备防滑措施，告知老人洗澡的步骤等。

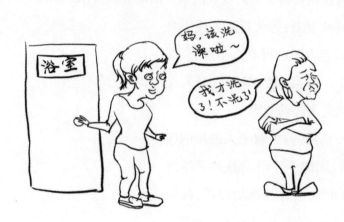

9. 对乱吃东西者的疏导

失智老人的饮食问题也是一个让人揪心的问题，他们可能偏爱甜食，可能吃到危险的东西（如纽扣、钥匙、针），有的老人抓住东西就往嘴里放，有的老人则喜欢啃手指，有的老人吃完饭还舔盘子。

对于这种情况，家人该怎么办呢？首先，家人和照料者不能强行制止老人的行为，强迫老人不乱吃东西往往反而会增加他们的好奇心，有的老人因此会更加抑郁。其次，家人和照料者应该根据老人的实际情况选择合适的方法，比如在盘子上涂少量辣椒粉，危险物品也不能让老人轻易看见。

10. 对重复行为/语言者的疏导

重复提问是非常恼人的,这通常会导致家人和照料者的沮丧和愤怒。但是,我们要明白,失智老人真的不知道他们是问第一次还是已经问了很多次。因此,家人和照料者不要告诉他们我们已经回答过这个问题,更不能用责备的口气质问"为什么要问这么多次"。当我们把这种情绪反馈给他们时,会让他们更加意识到自己的记忆很差,从而让老人更加沮丧,进一步引发骚动。因此,当面临重复提问时,我们不要训斥失智老人,要避免消极评论,还可以通过下面的策略来缓解。

作为家人和照料者,在不厌烦的前提下,我们可以多回答几次,这样也许老人就不问了。但是,更合理的做法是,试着写下答案,放在失智老人容易发现的地方,提醒他们自己去看。

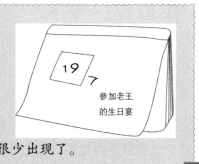

失智老人任爷爷反复询问当天的日期和日常活动,家人就在家里显眼的位置放置一份挂历,这样就可以记录活动和日期。任爷爷每天就会去日历面前看很多次,重复提问的现象就很少出现了。

(三)支持治疗

我们知道,失智老人的异常行为症状根源于失智症本身,因此鼓励老人积极用脑,对于延缓认知衰退是有效的方法。也有研究发现,改善记忆和认知可以减少失智老人的异常行为症状。此外,我们要鼓励失智老人积极参加家庭和社会活动,与环境保持一定的接触,减缓心理衰退的进程。

1. 改善记忆障碍

我们从前面的学习中已经知道,失智症的记忆障碍是缓慢加重的,要恢复到原来的状态是几乎不可能的,我们所做的是尽量延缓其恶化速度。

我们可以采用训练婴幼儿的方法:婴幼儿对颜色反应很强烈,对具体事物的反应比抽象的语言要好,对颜色的反应比形状要好,对具体的画或图的反应比语言的刺激要好。失智老人也有类似的特点,因此使用对比强烈、形象生动的图画可以帮助老人记忆物品,减少异常行为症状。如将房间门及把手等涂上颜色或缠上胶布,与其他的物品及房间区别开来,提醒老人吃饭时用吃饭的绘画比用语言更有效。

当然,家人需要多次不厌其烦地反复解释、示范,只要老人能记住,那我们的努力就有成效了,这时再帮助老人对记住的内容加以强化即可。

2. 在家中的支持治疗

如果失智老人受教育程度很高,那么可以让他们学习一门外语、学习使用电脑、坚持看书看报、练习书法、弹琴等。

对于一般教育程度的失智老人,可以让他们学手指操、玩游戏棒、玩魔方及魔尺、下跳棋、画彩色砂画,还可以让他们通过玩多米诺骨牌、下象棋来锻炼。

对于没有接受过教育的失智老人,我们可以根据他们平时的生活情况,让其做相应的家庭活动,如做饭、做家务、干农活等。

3. 在户外的支持治疗

失智老人可以参加社区老年活动中心的各种兴趣小组,如学习园艺、下棋、打麻将、跳舞等活动。我们应鼓励失智老人多参加集体活动，与老年朋友一起去公园锻炼，就近旅游，看电影，看话剧等等。

　　特别需要注意的是，当失智老人参加集体活动时，要叮嘱和拜托其他人对失智老人要有耐心和宽容，以免伤到失智老人的自尊心，导致他们脱离社会。

（高原　吕洋）

第三节 怀 疑

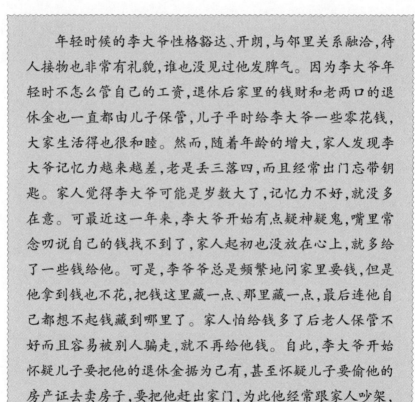

　　年轻时候的李大爷性格豁达、开朗，与邻里关系融洽，待人接物也非常有礼貌，谁也没见过他发脾气。因为李大爷年轻时不怎么管自己的工资，退休后家里的钱财和老两口的退休金也一直都由儿子保管，儿子平时给李大爷一些零花钱，大家生活得也很和睦。然而，随着年龄的增大，家人发现李大爷记忆力越来越差，老是丢三落四，而且经常出门忘带钥匙。家人觉得李大爷可能是岁数大了，记忆力不好，就没多在意。可最近这一年来，李大爷开始有点疑神疑鬼，嘴里常念叨说自己的钱找不到了，家人起初也没放在心上，就多给了一些钱给他。可是，李爷爷总是频繁地问家里要钱，但是他拿到钱也不花，把钱这里藏一点、那里藏一点，最后连他自己都想不起钱藏到哪里了。家人怕给钱多了后老人保管不好而且容易被别人骗走，就不再给他钱。自此，李大爷开始怀疑儿子要把他的退休金据为己有，甚至怀疑儿子要偷他的房产证去卖房子，要把他赶出家门，为此他经常跟家人吵架，还扬言要去派出所报警，要求警察来把"不孝之子"给抓走。儿子、女儿、老伴反复跟他解释，儿子还向他发誓。李大爷刚开始还能听，可没过几天又提及此事，不管家人怎么劝，他总是反反复复地闹。就这样,整个家都被他闹得很不安宁,家人也感到精疲力尽。无奈之下,家人就把老爷子带到医院做检查。医生发现,李大爷不仅记忆力严重衰退,理解力也很差,很多话都听不懂,语言表达能力也大不如前,他甚至找不到合适的词来表达自己的想法。经过一系列的检查和评估,最后医生得出结论,李大爷得的是"阿尔茨海默病",就是我们常说的失智症,他现在的这些情绪改变和行为异常都是失智老人常见的症状。

从以上案例我们可以看到,李大爷患有失智症,然而由于家人在早期没有给予足够关注和重视,老人的病情发展至较严重的状态,最终出现了比较明显的精神行为症状——怀疑。

怀疑是一种错误的歪曲的信念或判断,他人用事实、说理都无法纠正当事人的错误信念,可见于失智症的各个阶段。怀疑容易引起老人不良的情绪或行为,认为物品被窃或被藏匿的精神行为症状最常见,其次为怀疑有人伤害自己、怀疑配偶不忠等,严重时表现为信誓旦旦地确信有人入室偷窃,并听到声音或与偷窃者有对话。但这些症状往往不系统、结构不严密,时有时无。本病例中,李大爷年轻时就没有参与管理自己的钱财,退休后钱财也一直由子女管理,且在发病以前对钱财的处置方式一直没有表达出不同意见,然而在患病后逐渐开始出现怀疑他人牟取他的钱财的想法,并对这种想法坚信不疑,反复劝说也无效。

失智老人容易出现怀疑行为的原因

失智老人的精神行为症状的产生受多种因素影响,而怀疑可能是认知下降、记忆力减退导致,也可能是视听等感知功能下降导致的妄想、幻觉。如失智老人由于记忆力下降,记不住物品的收藏位置而怀疑别人偷窃;由于认知下降,而猜疑家人的身份;由于环境因素,如昏暗的房间、过多的镜子、尖锐或过大的声响等,而诱发幻视、幻听而引起妄想、怀疑。

我们需要注意的是,当失智老人出现多疑、对人不信任等症状时,照料者不恰当的处理甚至可能引发老人的敌意、冲动行为等。对于有多疑症状的失智老人,照料者应根据情况对其进行反复的解释和说服,在尽可能允许的范围内给予实物证明,取得老人的信任,同时要避免可能引起老人妄想、幻觉的危险因素刺激。总而言之,就是通过替代方法、实物证明,同时尽量减少可能引起老人产生怀疑心理的刺激因素,从而让老人消除多疑情绪。

失智老人出现怀疑行为的应对策略

对于失智老人因认知减退导致的多疑,我们可通过反复的确认练习、实物印证、替换法或将其常用物品摆放在容易得到的位置(前提是必须保证安全)来帮助老人消除疑虑情绪。尤其要注意的是,适当的"纵容"也许比约束、指责更有用。而对于失智老人因感知能力下降而诱发的怀疑、妄想症状,环境干预显得尤为重要。除前述方法外,老人生活的环境应光线柔和、色彩温和、安静,房间内避免摆放可引起幻视、幻听的物品、装饰,同时配合适当的社交行为锻炼(模拟社交、怀旧治疗)来促进老人的社交行为,以减少老人的多疑情绪。

针对本例情况,我们和家属一起分析了原因,对于李大爷怀疑儿子偷了退休金和房产证的错误信念,我们通过替换法,如将房产证的彩色复印件做成房产证的样子交给老人,并反复让其确认物品摆放的位置(或放在显眼、老人容易找到的地方),告诉他从现在开始房产证由其保管,一定要保管好不能弄丢了。通过这种方式让老人信服,同时又让其有一种保护自己财产的责任感,这样他就不会再怀疑别人偷卖他的房子了。对于怀疑儿子偷了他的退休金的这种情况,家属可以将大额钞票钱换成小额零钱交由老人保管,同时每月定期给予其一定零钱作为每月的"退休金",通过这样的方式来满足老人的财产保护欲,从而达到消除其妄想心理的目的。

(段景喜)

第四节 吵 闹

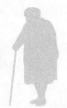

　　患有失智症的王婆婆和老伴、子女住在一起，由于腿脚不方便，加上记忆力不好，王婆婆很少出门。王婆婆日常的生活主要是老伴在照顾，基本的吃饭、穿衣、洗漱都没什么问题，一家人日子过得还算安稳。上个月老伴的高血压病犯了，需要住院治疗一段时间，儿子就请了个保姆暂时照顾一下王婆婆的起居生活。然而，事情开始变得复杂了。王婆婆变得烦躁、易怒，时不时就和保姆吵闹，晚上有时整晚都不睡觉，一会儿起来上厕所，一会儿要下床，一会儿又说要吃东西，反正就是停不下来。家人或保姆稍微去劝说一下，她就要发脾气、骂人，有时还要打人、向保姆吐口水，即使是穿衣服、洗漱、进食这些简单的事情，她都不能很好地配合，需要保姆耗费很大的精力。因为这种情况，短短几天家里已经换了3个保姆。一家人被折腾得精疲力尽，不知道该怎么办。

　　从上面的病例中我们可以看到，王婆婆本身患有失智症，长期在家很少出门，生活上基本都是由老伴照顾，在老伴因病住院后出现了明显的精神行为症状——吵闹。

吵闹属于失智者精神行为异常中的常见症状之一，患有这种症状的老人常因吵闹、违抗或抗拒照料者为其料理生活，使得洗澡、穿衣等日常活动变得非常困难，部分老人甚至可能出现辱骂他人的言语攻击行为。

失智老人的吵闹和易激惹症状是让家人和照料者感觉最头疼和最折磨人的情况，也是大多数照料者最迫切希望解决的问题。因为负性情绪可以传染，本来很好的心情可能因一次吵闹一扫而光。根据对门诊失智症照料者的调查显示，照料者应对这种行为的方法主要分为两种：一种是在老人发生吵闹行为时和他们"理论"，这种方式的结果往往是使双方的争吵升级，老人变得更激动甚至出现言语攻击、身体攻击甚至伤害行为；另一种是冷处理方法，不管老人怎么吵闹，怎么发脾气，就是不去理会他们或者干脆任由他们发完脾气再说，这种情况下有一部分老人可以逐渐安静下来，但是大部分照料者会因忍受不了老人无休止的唠叨和缠闹而失去耐心，最终演变为情绪爆发，继而数落、指责老人的行为。

失智老人出现吵闹的原因

对于出现吵闹的失智老人，照料者首先要了解这些症状出现的可能原因，并认识到这并非是老人所能控制的行为，而是失智症所致。常见的原因如下：

（一）是否存在环境或生活方式的改变而引起老人不适

当搬入新家或者家里的陈设或装饰风格突然发生变化时，失智老人因不适应新环境而出现吵闹的行为。

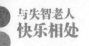
(二)是否有家庭成员结构的变化

当与失智老人关系亲密的家属或长期照料者因其他原因不能再陪伴或照顾老人时,老人可能会产生不安、焦躁。

(三)老人的要求是否未得到满足

当失智老人提出的可接受的要求未得到满足时,老人可出现吵闹的行为。

此外,我们还应了解清楚是否存在他人对老人情感上的冷落、言语上的歧视等。

失智老人出现吵闹行为的应对方法

对于失智老人出现的吵闹症状,注意力转移法是最常用和最有效的方式。可将吵闹的老人带离冲突场合,采取暗示和诱导等方法分散其注意力,将他们的注意力转移到一些无关的、愉快的事情上去。千万不要在老人发生吵闹行为时与其争论或抱怨,同时避免对老人使用禁止、命令语言,以及采取对老人躯体的约束措施。对于接触困难和有可能出现暴力倾向的失智老人,照料者要善于观察其动作、姿势和情感反应,及时发现其情绪变化,严防老人在不良情绪支配下做出对他人的危害行为。

本病例中王婆婆虽然长期和子女住在一起,但是日常生活基本上都是老伴在照顾。当老伴因病住院后,她出现了吵闹、烦躁,甚至攻击行为。可能是因为老伴在王婆婆的生活中占据着重要的位置,是王婆婆身体和心理的依靠。当这个依靠离开后她就会有一种缺失和不安全感。失智老人往往因不安全感而对周围环境充满敌意,而吵闹甚至攻击行为则是其表达自己的需求、保护自己的方式,这个时候我们要做的就是不要进一步激惹她,应在尽可能的范围内满足她的要求。比如带上她到医院看望老伴,录制一些老伴的语音或视频放在家里,一旦老人再出现吵闹的行为时一边轻声安慰,一边播放老伴的视频,让老人感到安全、放心。这样就能有效避免老人的吵闹行为。

(段景喜)

第五节 徘 徊

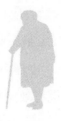

　　和子女住在一起的刘婆婆年轻时非常勤快能干,洗衣做饭,打扫卫生,样样都非常干净利落,可这两年来她的记忆力越来越不好,尤其今年开始出现丢三落四、买菜算错钱的情况,甚至还有几次因为出门忘带钥匙而被锁在门外,用的东西也是经常想不起放在哪里了,还因此被邻居笑说她老糊涂了。起初大家都没太在意,但今年有几次她出门买菜后竟然没有找到回家的路,幸亏有邻居碰见才把她送回家。因为平常子女都要上班,没时间照顾老人,但又怕她再出现什么意外,所以家人干脆就什么也不让她干,也很少让她出门。刚开始还好,但是时间久了老人就开始出现一些奇怪的表现。白天的时候还好,一到晚上老人就开始翻来覆去不睡觉,刚安抚好不到5分钟,她就又要下床,或者在屋里来回走动,一整夜也不睡,问她为什么不睡,她也说不出原因,反正她就是精力非常旺盛的样子。家人实在没办法,就把刘婆婆送到医院检查。经过专家的诊治分析后才发现,原来刘婆婆是患了失智症。她的认知功能已经下降得非常明显,而夜里不睡觉、来回走动的情况也是由失智症引起的。

本病例中刘婆婆最主要的表现是徘徊,或者说是无目的地漫游,这主要是因为老人认知功能下降,因此出现多种无目的或重复的活动。不少失智老人都会出现"徘徊症",这也是失智症很常见的行为异常症状。

　　徘徊是一种对周围环境的无害性探究活动,表现为整天不停地漫步或跟随照料人员,或晚间要求外出等。有些照料者表示,老人如影随形地跟着他们从一个房间到另外一个房间,甚至连上厕所也要跟着,或独自在原地来回踱步,这样的徘徊总是让人感觉很疲惫。此外,失智老人无目的的徘徊还容易造成走丢或导致意外发生。

　　如果失智老人曾因徘徊而发生意外或者走失,那么当失踪的老人被找回后,家人就会下决心不让同类事故再次发生。而这种决心可能会化作一股强烈的力量,驱使其把房子变成一座自认为安全的庇护所,但其实对于失智老人来说,这个所谓安全的家已经成为他们永远无法逃脱的"牢笼"。这对于失智老人来说是极为不良的刺激,可能会加重病情。

引起失智老人徘徊的原因

　　追根溯源,找到根本原因并正确处理才是解决问题的关键,因此照料者应该了解引起失智老人徘徊的可能原因。比较常见的原因有以下几点:

(一)疼痛

老人是否存在慢性疼痛但又无法告知别人,这种疼痛让他们坐立不安。

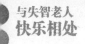

(二)完成任务困难

老人是否因想要完成一项事务,但思绪混乱而无法理清头绪。

(三)孤独

老人是否因独处而感到被困、压迫感,或者单纯的徘徊能让他们感到安心。

(四)环境改变

老人熟悉的环境发生改变而使其感到恐惧、不安,难以入睡。

(五)睡眠倒错

失智老人由于生物节律紊乱导致的睡眠倒错。

减少失智老人徘徊的措施

根据上述原因,我们可以帮助照料者制订一些计划来减少失智老人的徘徊症状。

控制老人可能存在的疾病和疼痛,询问老人的需求并提供可能的帮助,这些干预措施都可以改善老人的行为异常症状。部分失智老人的跟脚行为源于其对照料者的过度依赖及内心的不安全感。因此家人应鼓励老人适当参加社交活动,使老人从照料者以外的人员身上获得信任感和安全感,避免过度依赖某个人。当老人有意离开一个地方时,过多的限制可能适得其反。相反,失智老人的徘徊行为可以使其获得必要的锻炼和社交活动,照料者要尽可能陪同老人一起散步,将他们置于视线内,并尽可能地避免老人接触到不安全的物品,以防止各种意外的发生,同时注意应确保他们身上经常带有身份识别资料及照料者的联系方式。如果实在不方便外出散步，可以在较小的空间内开展一些活动，如随着音乐跳舞、打太极拳等来消耗老人的精力。

小贴士

目前对于徘徊等行为症状的治疗措施提倡以老人为中心的非药物干预，着重于失智老人、护理者、环境在治疗中的相互作用，充分考虑老人的需要，为老人提供个性化的照料，且可以改善他们的认知、情感以及日常生活表现，让老人始终处于安全舒适的环境，同时得到家庭温暖和亲情关怀，从而减轻行为和心理症状。实际上没有哪一种照料技巧是一成不变的。失智老人随着病情发展会出现许多他们自己和照料者以前没有遇到过的问题。从书本、报纸、杂志、网络上往往都能查到相关的照料技巧信息，比如如何调整家庭环境、如何减少安全意外等，有时参加失智症家属联谊会，也是很好的一种学习的过程，用这些方法进行尝试、调整、再尝试、再调整……总会找到一种最适合自己家中老人的方法。

本病例中刘婆婆最后被诊断为失智症，而她夜间来回走动也被诊断是失智症精神行为症状的表现之一。造成这种行为异常的原因恰恰是家人过度的安全保护措施，这些措施打乱了老人的生活习惯，让她无所适从却又无法改变。针对这种情况，除了基本的药物治疗外，我们可以改变应对方式，在保证老人安全并在征求老人同意的情况下安排好每天的活动日程，陪着她出去散步，和小区的邻居朋友跳舞、唱歌，到以前经常去的地方逛一逛，总之就是把白天剩余的时间都安排得满满的，让老人觉得有和外界接触的途径，每天过得都很充实，慢慢恢复既往的生活规律，不再感到压抑和束缚，这样就能逐渐减少老人出现徘徊的异常行为症状的发生。

（段景喜）

第六节　失　眠

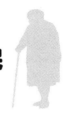

　　80岁的王大爷患有失智症，最近他突然出现晚上不睡觉、烦躁、胡言乱语，而白天则精神萎靡，昏昏欲睡的情况，家里人为了照顾王大爷都弄得精疲力竭，不知道该怎么办。

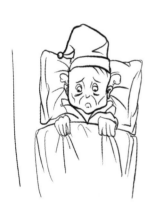

　　王大爷的这种表现在失智老人中非常常见，顽固性失眠常为失智症的先兆症状。失眠可能是失智症的危险因素之一。随着年龄的增长，老人都可能会出现不同程度的失眠。但相对于正常老人，失智老人更易患失眠，其睡眠效率更低，醒来次数增多，甚至睡眠倒错。随着疾病进展，这些问题变得更为明显。

　　失眠是指老年人对睡眠时间和（或）质量不满足并影响日间社会功能的一种主观体验。失眠表现为入睡困难（入睡时间超过30分钟）、睡眠维持障碍（整夜觉醒次数≥2次）、早醒、睡眠质量下降和总睡眠时间减少（通常＜6小时），同时伴有日间功能障碍、焦虑和抑郁等症状，可造成精神活动效率的下降和社会功能的降低。

根据病程的长短可将失眠分为急性失眠(病程<1个月)、亚急性失眠(病程≥1个月,且<6个月)、慢性失眠(病程≥6个月)。

失智老人失眠的原因

(一)褪黑素分泌减少

褪黑素是大脑松果体分泌的一种能改善人类睡眠与清醒周期的激素。光照能抑制褪黑素的分泌,而黑暗则刺激其分泌,故夜间血液中的褪黑素含量增多。夜间褪黑素的分泌高峰与睡眠质量和睡眠时间密切相关。调节松果体激素分泌的因素主要有光刺激所产生的昼夜节律的变化,这使得褪黑素的合成和分泌呈24小时周期性变化。失智老人的褪黑素分泌下降,进而引起老人生物节律紊乱,睡眠质量下降,认知功能损害。

(二)年龄因素

随着年龄的增加,老人各个器官的生理储备下降,使其不能抵抗以

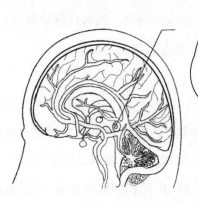

松果体位于大脑正中央,是大脑的核心。它控制着人体的生物节律,被称为"生命时钟"。

前能忍受的较小的应激源。随着年龄的增加,老人会出现入睡所需时间延长、睡眠时间减少、早醒、睡眠变浅、睡眠节律发生改变等睡眠问题。

(三)遗传因素

随着分子生物学及遗传学的发展,失眠与遗传基因之间的关系也倍受关注。研究发现,失智老人失眠与单胺氧化酶A遗传变异有关。

(四)疾病因素

失智老人身体的健康问题越多,睡眠问题也就越多。躯体疾病引起的疼痛不适、咳嗽气喘、皮肤瘙痒、尿急尿频、强迫体位、长期卧床等均可导致睡眠障碍。此外,阻塞性睡眠呼吸暂停低通气综合征、夜间肌阵挛和不宁腿综合征也是导致失眠的重要疾病。

(五)药物因素

失智老人常会服用多种药物,因多种药物共用,导致药物不良反应的发生率增高,可能会引起失眠。用于治疗各种疾病的多种药物也会引起睡眠障碍。如抗高血压及帕金森综合征的药物、糖皮质激素、钙离子拮抗剂、利尿剂、支气管扩张剂、抗抑郁药、甲状腺激素等,均会引起失眠。老人服用催眠药的比例较高,占10%～27%,且长期服用者占多数,滥用催眠药还可引起继发性失眠。长期应用催眠药及饮用酒精可引起药源性失眠,治疗精神疾病的药物的一个常见副作用就是失眠。

(六)环境因素

失智老人对于陌生环境的适应性较差,对于居住环境适应较慢,灯光、气味、床的软硬程度、空气流通程度、室内温度等都会在一定程度上

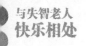

影响老人的睡眠质量。

(七)睡眠习惯因素

不良的睡眠习惯容易打破睡眠—觉醒节律,也是引起睡眠障碍的因素之一。失智老人的不良睡眠习惯,如每天睡眠时间无规律,白天午睡或躺在床上的时间过长,白天打瞌睡,睡前吸烟、饮咖啡或浓茶、做剧烈活动等,均会影响老人的睡眠质量。

失眠对失智老人的危害

睡眠对认知功能起着重要的作用。在睡眠过程中,新的记忆被激活,并在海马体和大脑皮质之间转化,整合为更广泛的联系,促进和改善认知能力。失眠将损害认知功能,进而加速失智症的形成。众多临床研究已证实,失眠是失智老人最常见的临床症状之一,可导致老人的认知功能障碍和行为能力进一步恶化、免疫力降低、神经—内分泌系统失调,从而使老人出现严重的焦虑、烦躁,甚至出现一系列的并发症,加快失智老人衰退的进程。此外,研究证实,持续的睡眠不足可导致思考能力及记忆力减退、警觉力与判断力下降、免疫力低下、内分泌紊乱、焦虑、烦躁,最终导致疾病的发生,如引起高血压、心脑血管疾病、情感性精神病,还会加重与年龄有关的慢性疾病的严重程度,严重影响失智老人及照料者的生活质量。

评估失智老人的睡眠状况

睡眠状况的评估有助于寻找失眠的原因、了解病情变化和对疗效做

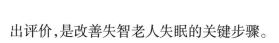

出评价,是改善失智老人失眠的关键步骤。

(一)密切观察睡眠情况,记录睡眠日记

家人应密切观察失智老人的入睡时间、睡眠时间、入睡后醒了多长时间、入睡后醒了多少次等,以此来确定老人失眠的类型和表现。家人可以通过记录睡眠日记(表4-2),为医护人员提供参考。睡眠日记是指家人或老人自己连续2周记录睡眠、饮食、活动、精神状态等情况,然后提供给专业的医护人员,分析睡眠障碍的原因,以便采取恰当的、有针对性的措施。

表4-2　睡眠日记内容

观察项目		周一	周二	周三	周四	周五	周六	周日
早上起床2小时内填写	昨晚关灯上床的时间							
	昨晚睡着的时间							
	夜间醒了几次							
	早上醒来的时间							
	早上起床的时间							
	昨晚睡着了几个小时							
	昨晚在床上躺了几个小时							
	起床后感觉(轻松、一般、疲倦)							
晚饭后睡觉前填写当天的情况	白天是否觉得困倦							
	白天是否有打盹,时间多长							
	是否有锻炼身体,时间多长							
	下午6点后是否有抽烟、喝酒							
	白天是否有服药,什么药							

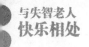
(二)寻求医护人员专业帮助

当失智老人出现失眠,并影响老人日常生活或社会功能时,应及时寻求医护人员的专业帮助。医护人员会结合老人的病史、生活习惯等,运用专业的主观测评工具(如睡眠质量评估量表)及客观测评工具(如多导睡眠图等)来对老人的睡眠质量进行专业的评估。常用的睡眠评估量表包括阿森斯失眠量表、匹兹堡睡眠质量指数问卷、Epworth 嗜睡量表、睡眠卫生知识量表等。

促进失智老人入睡的措施

(一)探究原因,拟定对策,积极治疗原发病

失智老人的睡眠质量会受到许多生活事件的影响,所以需要进一步寻找老人是否存在心理或环境等方面干扰睡眠的因素,以采取适当的应对方法。如为躯体疾病因素,应积极治疗相关疾病;若为心理因素,应采取心理治疗。

(二)失智老人睡眠促进的常用方法

1. 创造良好的睡眠环境

失智老人需要有良好的睡眠环境,如适宜的室内温度、湿度、光线及声音,减少外界不良环境对老人感官的不良刺激。室内应保持适宜的温度,一般冬季为 18 ~ 22℃,夏季为 25℃左右,湿度保持在 50% ~ 60%。保证空气的清新和流动,避免异味对老人睡眠的影响。

2. 建立良好的睡眠习惯

失智老人白天应安排适当的锻炼或外出参加一些社交活动,这样有

助于消除白天的烦闷,减少打瞌睡和晚间梦游的可能性,避免在非睡眠时间卧床;晚间固定睡眠时间和卧室。床铺应整洁干净,床上用品应按老人的喜爱进行选购。老人睡前应避免饮用咖啡、浓茶等刺激性饮料。

3. 减轻老人的心理压力

轻松愉快的心情有助于睡眠,相反,焦虑、不安等情绪会影响睡眠,我们可以指导老人做一些放松活动来促进睡眠。听音乐可改善失智老人的焦虑状态,有助于转移其注意力,让老人感到轻松愉悦,从而消除或减轻失智症引起的各种不适。此外,还可以播放一些老人喜欢的舒缓音乐,使老人放松。

4. 拿走所有白天才会用的物品

有些失智老人会把白天和晚上混淆,所以需要清除任何让他们觉得是白天的东西。如把白天会穿的衣服藏起来,防止他们在半夜醒来时以为是白天而起床穿衣。

5. 缓解老人的不适感

失智老人大多会有多种不同程度的基础疾病,这些疾病会给老人带来便秘、尿频、尿急、疼痛或其他不适,影响老人的睡眠质量。积极治疗这些基础疾病,可最大程度地缓解老人的不适感,提高老人的睡眠质量。夜尿多的老人,在晚上应减少饮水量,并将尿壶放在床边,避免夜间频繁下床往来厕所而影响睡眠质量。

6. 加强安全防护

失智老人因自理能力较差,容易出现精神障碍(如抑郁、易激惹等),甚至还会出现夜游症,而导致伤人、自伤、跌倒等各种意外发生。对于这类老人,我们一定要严加守护,确保老人身上经常携带有身份识别卡及家人的联系电话;夜间入睡时家人或照料者应陪伴其左右,防止老人夜游时出现意外;同时寻求专业医疗帮助,积极治疗夜游症。

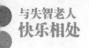

7. 遵医嘱使用药物

严重失眠的失智老人可以遵医嘱使用镇静催眠药,老人服药时家人及照料者应密切观察药物的作用及副作用,并注意药品的存放,防止老人误服、多服。

8. 睡眠行为干预

家人还应帮助失智老人减少与睡眠无关的行为,建立规律性睡眠—觉醒模式:①只在有睡意时才上床;②床及卧室只用于睡眠,不能在床上阅读、看电视或工作;③若上床10~15分钟仍不能入睡,则应考虑换别的房间,仅在又有睡意时才上床(目的是重建卧室与睡眠间的关系);④无论夜间睡多久,清晨应准时起床;⑤白天不打瞌睡。

失眠在失智老人中非常常见,严重威胁着老人的身心健康。治疗失眠应探究原因,拟定对策,积极治疗原发病,首选非药物治疗手段。如需药物治疗,应遵医嘱从最小有效剂量开始,短期应用或采用间歇疗法,密切观察疗效及不良反应,谨防药物依赖。

(李亚玲)

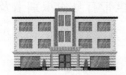

第七节 幻 觉

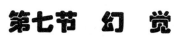

> 患有失智症的张婆婆有一天匆匆忙忙走到护士站说："护士,护士,有几个人在我的病房抽烟,臭得很,你快点去制止一下嘛!"(但实际上没人抽烟。)
>
> 又有一天,还是这位张婆婆,她神色紧张地走到护士站说:"护士,有好多耗子(重庆话,意思是老鼠)在我的床底下跑。你让我在护士站歇歇,我不回病房了。"(但实际上并没有老鼠。)
>
> 还有一天晚上,张婆婆边往护士站走,边拉着自己的衣服下摆说:"护士,护士,你看我的衣服弄脏了,我要换衣服!"(但实际上张婆婆的衣服是刚刚才换的,并没有脏。)

上述案例是笔者临床实践中遇到的真实情况,张婆婆的症状称为幻觉。对于这样的精神行为症状,应该怎么处理呢? 接下来,让我们一起了解幻觉的相关知识,以及如何处理失智老人的幻觉。

幻觉是一个医学术语,定义为"没有相应的现实刺激作用于感觉器官时所出现的知觉体验",这是一种严重的知觉障碍和常见的精神症

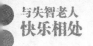
状。换言之,幻觉是一种主观体验,是自我感受。

那么,我们平时怎么去判断失智老人是否出现幻觉呢？简单而言,就是失智老人在当时的情景下看到实际没有的东西,听到实际不存在的声音,闻到实际没有的味道等。其中,失智老人的幻觉以视幻觉和幻听多见,同时还可伴随错觉和妄想等,常常描述为:听见有人说他们的坏话,看见房间里有异常的东西,也有称看见小人或魔鬼等,还会让其他人来看,被他人否定后有时会意识到是幻觉。但要注意,有时也许只是老人记忆错乱,比如老人称某位亲朋好友刚来过,也许,并不一定是老人有幻觉或幻想,而是某位朋友以前来过,而非此时。这种情况是因为老人记忆紊乱,将以往记忆的内容或者梦里的内容当成刚发生过的事情。

幻觉的类型

按照幻觉产生的感觉器官,可将幻觉分为以下几类:

(一)幻听

幻听最为常见。失智老人常自述听到各种声音,通常为言语声,其来源、清晰程度和内容各不相同。失智老人有相应的情绪和行为反应,如与幻听对骂,或侧耳倾听,或耳中塞以棉花。幻听可为评论、争论的内容,也可为命令性幻听,甚至可直接支配老人的行动。

(二)幻视

幻视的内容多为鲜明生动的形象,亦可为支离破碎的人形或令人惊恐的怪物猛兽。

（三）幻嗅

幻嗅较少见，失智老人自述闻到各种特殊的气味，如异香、奇臭、血腥、烧焦气味等。

（四）幻味

幻味较少见，常与幻嗅或其他幻觉同时存在。失智老人进食或饮水时感到有特殊味道，常因此而拒食。

（五）幻触

失智老人感到其皮肤黏膜有虫爬、通电、火灼、手抓等异常感觉。

（六）本体幻觉

本体幻觉较少见，包括内脏幻觉、运动幻觉和前庭幻觉。内脏幻觉是指老人对躯体内部某一部位或某一脏器的一种异常知觉体验。如感到肠扭转、肺扇动、肝破裂、心脏穿孔、腹腔内有虫爬行等，常与疑病妄想、虚无妄想或被害妄想伴随出现。运动幻觉是指老人处于静止状态时自觉身体某部位有运动感。前庭幻觉是指老人自感失去平衡，从而引起奇特的姿势和行为。

失智老人出现幻觉的原因

（一）幻觉是失智症的结果

失智老人常常有精神行为异常，我们称之为失智症的行为和精神症状（简称 BPSD），而幻觉就是常见的精神症状之一。幻觉的出现是由于大脑功能退化，大脑的结构和内部的生物化学平衡被破坏，导致记忆等

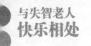

认知功能障碍,从而引起异常的精神行为。失智老人的精神行为症状并不完全一致,有些老人的症状明显,有些老人的症状则较为轻微。幻觉多出现在失智症的早期和中期,持续时间不一,从几周到几年不等。

(二)视力和听力的下降诱发

我们只有在视力和听力正常的情况下才能作出这样的描述:我们看见蓝天白云、听见鸟语。这些事物能被我们正确地描述出来,是"蓝天白云"通过眼睛、"鸟语"通过耳朵传给大脑,再通过大脑的加工、运作、传输,最后才能被我们感受到。而视力或听力下降的失智老人,可能由于获取外界刺激的信息有误,从而引发幻觉或错觉。

(三)周围环境的刺激

晃动的物品、昏暗的光线、陌生的新环境、空调或其他仪器的声音、卫生间的玻璃或镜子上显现的老人自己的人像以及失智老人独处等,都可能成为不良的环境刺激,造成失智老人出现害怕的心境及幻觉。

失智老人出现幻觉时的应对策略

回到本节开头提出的案例中,我们一起来分析如何应对幻觉。

(一)步骤一:不要一味地否认老人所说的"事实"

案例:张婆婆匆匆忙忙地到护士站说:"护士,护士,有几个人在我的病房抽烟,臭得很,你快点去制止一下嘛!"此时我们应该怎么处理?

错误示范

护士:"张婆婆,没有人抽烟,我扶你回去吧!"

张婆婆大声地说:"就是有好几个人在病房抽烟,不信你去看看。"

护士:"张婆婆,没有人抽烟,那是你的幻觉!"

张婆婆生气地说:"就是有,我都看到了,你怎么不信呢?"

最后两人都很生气,在护士站吵闹着,不仅没有解决老人幻觉的问题,而且老人更加激惹了。

正确示范

护士:"真的呀? 张婆婆,我扶您回去看看吧! 病房不能抽烟,张婆婆,您的举报非常好!"（不管老人说什么,先相信老人说的是真的,并予以肯定和支持。）

张婆婆开心地说:"好好好,我们马上回去看看,你要帮我把他们赶走。病房怎么能抽烟呢?"

然后护士和老人一起愉快地回病房了,护士帮助老人"赶走抽烟的人",老人很满意,也不再提有人抽烟的事情了!

所以在老人坚信自己说的是真的时候（其实是假的,不存在的）,应试着相信老人所说的,让老人尽情地表达自己看到的、听到的或其他感觉到的。帮助老人解决问题的第一步就是要相信老人所说的,态度平和,同时予以一定的肯定和支持甚至表扬,这样老人就不会生气或情绪激动了。

(二)步骤二:分析一下老人的真正需求

案例:张婆婆匆匆忙忙地到护士站说:"护士,护士,有好多耗子在我的床底下跑,你让我在护士站歇歇,我不回病房了。"此时我们应该怎么处理?

错误示范

护士扶着老人说:"张婆婆,我扶你回去看看吧!"

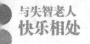

张婆婆大声地说："好多好多的耗子，我怕。"

回到病房，护士看了看干净的床底说："张婆婆，我把耗子已经赶走啦，不用怕。"

张婆婆说："还有耗子，我不要在这里，我不要在这里。"

护士没有解决老人的需求，沟通失败。

正确示范

护士扶着老人说："张婆婆，我扶你回去看看吧！"

张婆婆大声地说："好多好多的耗子，我怕。"

回到病房，护士看了看干净的床底说："张婆婆，我把耗子已经赶走啦，不用怕。"

张婆婆说："还有耗子，我不要在这里，我不要在这里。"

护士拍拍老人的肩，给予老人身体上的抚慰，同时看了看空空的病房（独处的环境）说："张婆婆，别怕，我陪着你！待会陪护阿姨就回来啦！"或者说："我们在护士站一起等陪护阿姨回来吧，耗子都怕陪护阿姨，是不是？"

张婆婆说："嗯嗯！"

失智老人的真正感受是孤独、害怕，需求就是需要有人陪着他们。我们的陪伴，就能让老人满足！这样老人就不会老是说有老鼠之类的话了。

当失智老人向我们诉说他们看到的某人、某物时，肯定是需要我们帮助他们做什么，此时我们除了肯定老人说的"事实"以外，还要根据与老人的对话和对周围环境的评估来判断和分析老人真正的需求和真实的不良感受。只有在满足了老人的真正的需求，消除了老人的不良感受后，老人才能不纠结自己所诉说的问题。

而要做到这些就需要对老人的处境进行评估：

首先,评估是否存在不良的环境刺激,如晃动的物品、昏暗的光线、陌生的新环境、空调或其他仪器的声音、老人独处以及卫生间的玻璃或镜子上显现的老人自己的人像等。如果有,就移开晃动的物品,打开明亮的灯,离开陌生的环境或在陌生环境中放置老人喜欢的照片或熟悉的旧物,关掉空调或其他仪器,不让老人独处,移开玻璃或镜子,实在不行用东西遮挡玻璃或镜子,防止老人从镜子中看见自己的人像。

其次,到眼科和耳鼻喉科检查老人的视力和听力,必要时为其佩戴眼镜和助听器,让老人有正常的视力和听力。

最后,如果在排除了上两条原因后老人仍然出现幻觉,那么此时就需要判断幻觉的危害程度,在医生的帮助下决定是否需要使用药物治疗。如果幻觉不影响老人的安全及照料者的身心健康,那么我们不建议采用抗精神症状的药物治疗;如果出现了损害老人及照料者健康的情况出现,如老人因为幻觉而出现绝食、自伤或伤人等行为,那么就需要到医院就诊,在医务人员的指导下,遵医嘱服药。同时照料者要做好药物的疗效和副作用观察,及时汇报给医生,以帮助医生制订更好的治疗方案。

(三)步骤三:对老人的需求给予恰当的帮助

案例:一天晚上,张婆婆边往护士站走,边拉着自己的干净的衣服下摆说:"护士,护士,我的衣服弄脏了,我要换衣服!"张婆婆的陪护阿姨在她身后说:"张婆婆,衣服是干净的,刚刚才换的。"此时我们应该怎么处理?

| 错误示范 |

护士看了看张婆婆的衣服说:"张婆婆,衣服是干净的,陪护阿姨不是说了吗,刚刚才换的衣服。"

张婆婆委屈地说:"可是刚刚真的弄脏了。"张婆婆更加用力地拉着衣服下摆往护士的身边越靠越近,说:"你看,你看,真的脏了。"

护士最后妥协地说:"好好好,衣服是脏的,马上换行了吧!"

张婆婆还是很委屈地说:"明明衣服就是弄脏了。脏了就是要换嘛。"

护士虽然按老人的要求做了,但并没有讨得老人的欢心。

正确示范

护士看了看张婆婆的衣服说:"张婆婆说得对,这衣服还真是脏了呢。我们马上换好不好?"然后回身去取衣服。

张婆婆接过干净的衣服,满意地说:"马上换,嘿嘿!"

陪护阿姨扶着张婆婆说:"张婆婆,这还是护士站呢,我们回病房换吧!"

于是张婆婆带着衣服愉快地离开了护士站。

失智老人的幻觉表现千奇百样,所以要求也是各有不同,有时候也许只是简单地换一件衣服或床单,有时候可能是换房间,有时候可能无论我们怎样做都不能让老人满意。所以在能力范围内尽可能地帮助老人解决他们面临的难题,如果实在不能解决老人的需求,可以试着换一个话题或分散老人的注意力。实在不行就寻求医务人员的帮助,在非药物治疗无效时,权衡利弊后遵医嘱使用药物治疗,毕竟照料者的身心健康也是很重要的。

(寿建维)

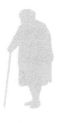

第八节　乱吃东西

王爷爷和刘婆婆老两口单独居住,一年前刘婆婆开始出现记忆力下降,经常丢三落四,有时甚至忘记自己刚刚是否吃了饭。半年前,刘婆婆的记忆力下降得更明显了,她经常在自己家附近迷路,而且还出现不认识熟悉的物品,到医院检查才得知刘婆婆患了失智症。出院时医务人员反复告知王爷爷:刘婆婆的药就由王爷爷来保管和发放,刘婆婆身边应24小时不离人。

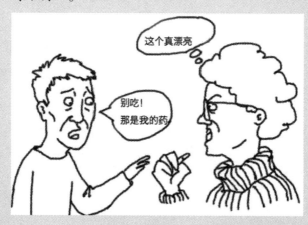

一天中午,王爷爷在卧室准备自己和老伴中午该吃的药,突然客厅的电话响了。王爷爷看刘婆婆还在睡觉,就先

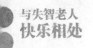

去接电话了。可是在王爷爷回来的时候却发现老伴刘婆婆正拿着自己的药准备服下去。幸亏发现及时,王爷爷制止了刘婆婆的动作并询问老伴为什么拿自己的药。没想到刘婆婆一脸委屈地说了一句让人哭笑不得的话,她说:"哼,这个这么漂亮,为什么不准我吃?"在王爷爷的劝阻及哄骗下,刘婆婆才没继续执着地要服用王爷爷的药。

刘婆婆仅仅因为王爷爷的药的颜色漂亮而差点乱吃药。那么下一次刘婆婆也许又会认为其他东西漂亮新奇而再次尝试。怎样才能避免刘婆婆再次出现乱吃东西的事情发生呢?在面对老人乱吃东西时,我们该怎么与老人沟通呢?让我们先来了解下乱吃东西的相关知识吧!

乱吃东西就是无选择地进食各种物品,不管是我们常规认为的食物,如米饭、水果等,还是其他根本不能吃的物品,如砖头、煤块等,亦或是不能乱吃的药物等。

失智老人乱吃东西的原因

(一)认知功能下降

随着失智症病情的加重,失智老人的认知功能严重下降,如同尚未接触世界的幼儿一样,不能区分什么东西可以吃,什么东西不能吃,也不知道什么行为是危险的。这样,失智老人就可能出现如同案例中的刘婆婆类似的事情,看什么漂亮就吃什么,想吃什么就吃什么,根本不知道是否有危险。

(二)人格改变

在失智症的病程中,老人可能伴有人格的改变,出现精神行为异常。老人可能不再对人和善,而变得越发冷漠;也可能会做出不符合社会规范的行为,或将他人之物据为己有;或乱吃东西,如吃剩饭、垃圾、烟头、果皮、毛发等正常人不能接受的东西;或收集烟头、糖果盒,随地大小便等。

(三)视力下降

失智老人由于视力下降,无法正确分辨自己吃的食物是否正确、是否新鲜无杂物等,从而造成乱吃东西的现象。

(四)饱腹感不敏感

失智老人因为记忆力下降,再加上大脑对饱腹感不敏感,因此老是觉得自己饥饿,同时会很快忘记自己刚刚已经进食,最终导致重复吃东西。若此时在照料者处没得到满足,那么失智老人就会自己到处找食物吃,从而发生乱吃东西的现象。

(五)老人在正餐时没吃饱

失智老人由于手指的运动僵硬,无法很好地完成用筷子或勺子吃饭的动作,只能颤颤巍巍地吃一点点,因此正餐时可能没有吃饱。如果杯子和餐具不适合老人使用,老人会对吃饭感到无力;如果老人无法握稳汤匙、水杯,同时又不慎打翻食物时,那么对老人来说更是雪上加霜,老人因此会对自己感到生气;或者饭菜不合老人的胃口,老人没有食欲……这些众多的原因都可能导致失智老人在正餐时不能吃饱,随时引发饥饿感,从而乱吃东西。

预防和应对失智老人乱吃东西的举措

(一)给失智老人安排规律的生活作息

1. 选择颜色鲜艳的餐具

失智老人就餐时的餐桌、盘子和食物的颜色对比应明显,这样可方便老人正确识别食物和其他物品,同时增强食欲。

2. 选择适合失智老人特殊需求的餐具

失智老人适合使用有一定弧度、手柄加粗的勺子,以及双手柄或大手柄的杯子,这些餐具有助于老人自主抓握餐具喂食。失智老人使用的餐具的材质除了安全无害外,还应该不易摔坏,以免给老人造成伤害。盘子和汤匙的弧度应刚好可以吻合,这样可以方便老人喝汤;合适的汤匙应是能让失智老人比较好抓握的;杯子的内部最好有个自然的高低差,以至于吸管不易滑动;碗

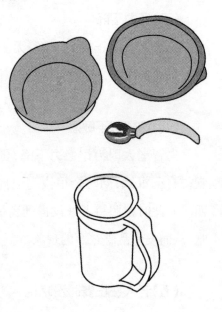

的其中一侧应呈现直角,以防止食物泼出。选择这些合适的餐具,则失智老人独自用餐时,家人便可以放心了。

3. 进餐环境有讲究

失智老人进餐时的环境应光线明亮,保持安静,进餐时避免过多的

打断和干扰,以便让其专心进食。

4. 尊重失智老人的进餐习惯

如果失智老人进餐时有听歌或看电视之类的小习惯,在不影响进食安全的情况下应该尊重他们的进餐习惯。

5. 记录失智老人的进食作息

为了帮助失智老人保持规律的生活作息,应记录老人吃饭的习惯,同时尽可能让老人在正餐时吃饱,这样便可防止老人饥饿时乱找东西吃。

例:老人进食习惯表

吃饭的时间	早餐 6:00~6:30	午餐 12:00~12:30	晚餐 19:00~19:30	其他加餐 15:00,22:00
喜欢的食物	稀饭、馒头	鱼肉和绿色蔬菜	面条	苹果、酸奶
小习惯	先喂鱼,之后再吃饭		看新闻	晚上测指尖血糖后加餐
口味	北方人士、喜欢面食、口味清淡			

6. 必要时进行视力检测及治疗

对于视力下降严重的失智老人,应带其到眼科查明视力下降的原因,如果是因白内障、青光眼等造成的,应予以积极治疗;如果只是常见的老花眼,应予以配老花镜。让失智老人能看清食物,或告知老人食物的种类和颜色,均能勾起老人的食欲,还可预防其他意外发生。

7. 食物要色香味俱全

对于食欲差的失智老人,家人可以做一些老人喜欢的可口食物,同时食物的颜色应尽量鲜艳,且色香味俱全。

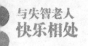

(二)妥善保管危险物品

把类似食物的物品及药品等危险物品妥善保管,同时监督失智老人的活动。将可能会被失智老人当做食物的药品或其他危险品放在老人不能触及的地方,必要时加锁保存,特别是药物,照料者一定好好存放。反复让失智老人辨认日常所食的食物,使其对食物加深印象,并告知其不要乱吃东西。将失智老人置于照料者的视线之下,严密观察他们的活动,尤其是和进食相关的活动,必要时通过未洗的碗来提醒老人刚进食,避免老人暴饮暴食。对于总是感觉饥饿的失智老人,家人可准备一些低热量的食品,在老人自诉饥饿时,少量地给予老人,同时把三餐分成4~6餐给予老人,做到少量多餐。

(三)失智老人乱吃东西的应对措施

如果发现失智老人正在乱吃东西,千万不要对老人发脾气,我们可以用一些老人喜欢的食物、东西或事情来转移老人的注意力,再趁机把老人乱吃的东西转移到老人看不见的地方。

进一步探究失智老人乱吃东西的原因,避免老人乱吃东西的情况再次发生。如本案例中的刘婆婆,仅仅因为老伴的药物漂亮而产生了食用的想法。这时候我们可用老人感兴趣的食物代替,并把老人认为可以吃的"食物"统统收起来,放到老人不能触及的地方,必要时予以上锁保管。

如果失智老人的行为让照料者实在束手无策,那么照料者可以带老人去看记忆障碍门诊或向其他失智老人照料者取经,向医务人员和其他照料者寻找帮助。

(杨君　寿建维)

第九节　绝　食

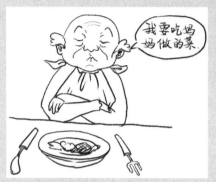

照顾李爷爷的王阿姨最近很苦恼。无论是她买的面食、点心，还是自己精心准备的饭菜，李爷爷都不爱吃，精神比以前更差了。每次询问李爷爷，李爷爷都是一副要哭的表情，反复诉说："我要吃妈妈做的菜""妈妈来接我了"。在与李爷爷及王阿姨的聊天中得知，李爷爷本来是上海人，因为援建重庆医科大学附属第一医院而来到重庆。现在一家人都已经在重庆定居了几十年。原本李爷爷早已习惯了重庆的饮食，但是最近几年因为患上失智症，饮食习惯就越来越偏爱上海菜的口味，所以渐渐地对川菜不习惯了，再加上最近感冒和母亲的生日的到来，情况就更严重了，甚至发展到绝食的地步。平日家里的子女也很忙，李爷爷全靠王阿姨照顾。王阿姨是土生土长的重庆人，自然不会做上海菜。所以无奈之下只有到医院寻求帮助。

前几天,照顾王爷爷的周阿姨因老家有急事需要请假回家。回家前周阿姨给来接班的李阿姨详细地介绍了照顾王爷爷的注意事项,希望在回家的这几天里王爷爷生活顺利。可是很快就出现问题了。每到饭点,王爷爷就开始变得烦躁,甚至拒绝吃饭。李阿姨问王爷爷话,王爷爷也不回答。所以李阿姨就来寻求我们的帮助。经过对王爷爷的体格检查和询问,在排除疾病的原因后,我们考虑可能是李阿姨照顾王爷爷的时间尚短,王爷爷对更换照料者这件事还未适应,所以对新来的李阿姨不信任。在和王爷爷的沟通中我们得知,王爷爷是因为担心李阿姨在饭菜中添加加害他的药物,所以才会表现出强烈的拒食。我就跟李阿姨建议,以后每次吃饭的时候,李阿姨和王爷爷一起吃饭,并且将食物分成相同的两份,让王爷爷先选。同时家人和医务人员要频繁地对王爷爷说李阿姨是好人,是受周阿姨委托来临时照顾他的,绝对不会伤害王爷爷。慢慢地,王爷爷吃饭时出现的烦躁的情况就减轻了不少。在周阿姨回来后,王爷爷的饮食马上就恢复正常了。

绝食是指停止进食,特指为了一定的目的而进行的非暴力抵抗或者抗议的一种方式。非抗议性质的自主性停止饮食,一般称之为禁食。而对于失智老人来说,绝食有时是一种抗议,也有可能是不知不觉间地被动停止进食。

进食是机体为个体生存以及保障身体各器官的功能、从事各种活动的能量需要而进行的有序摄入营养和能量的过程,是一种本能行为。长期进食障碍会导致人体出现体重减轻、营养不良,甚至引起脱水、误吸等不良后果。当停止进食后,人体就会缺钠,钠缺乏早期的症状表现不明显,随着缺钠的加重,人体会出现倦怠、淡漠、无神甚至起立时昏倒的表现。在禁食约3日后,人体的饥饿感就会减少甚至消失,人体会以其他方式维生,例如由肝脏摄取肝糖转化为葡萄糖,或者从脂肪中摄取脂肪酸,甚至动用蛋白质组织。由于脑部及神经系统需要葡萄糖,如果葡萄糖大量流失,身体就会产生酮。但脑部某些组织仍然只需要葡萄糖,故人体继续动用体内的蛋白质,蛋白质继续流失的最终结果是导致人体死亡。

失智老人绝食的原因

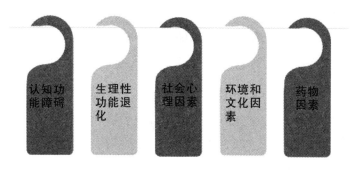

认知功能障碍　生理性功能退化　社会心理因素　环境和文化因素　药物因素

(一)认知功能障碍

大多数失智老人具有短期和长期记忆力、注意力和执行功能进行性退化的过程。在失智症早期,失智老人常表现为短期记忆障碍,老人会因忘记手边的任务或注意力不集中而妨碍进食。随着失智症病程的进展,失智老人的认知功能和执行功能障碍加重,失用症(执行熟练的和有针对性的运动的能力受损)和失认症(感觉刺激的识别和理解能力受损)经常出现。失用症可能会干扰失智老人使用餐具的能力及导致其吞咽困难,失认症则会损害失智老人识别食物的能力,让其不懂得如何处理食物。

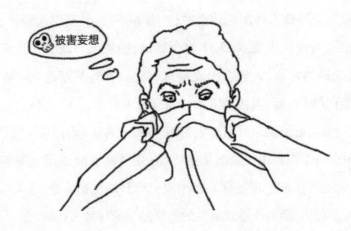

(二)生理功能退化

随着年龄增长,生理性功能退化成为失智老人进食困难的一个重要因素。

1. 丧失进食所需的精细动作技能

如使用筷子或勺子将食物从盘子里取出,然后放入口中。

2. 嗅觉、味觉改变

嗅觉和味觉的改变也会使失智老人食欲不振和食物摄入量减少。

3. 合并视觉障碍

合并视觉障碍时,失智老人很难看清食物和餐具,特别是当餐桌、盘子和食物存在很小的反差时。如放在白色餐桌上的白色餐盘及餐盘中的米饭,一眼看过去白色一片,容易让人看不清,因而没有食欲。

4. 消化系统的生理性退化

咀嚼肌无力、吞咽障碍、进食呛咳、胃排空时间延长、消化腺体萎缩、各种消化酶分泌减少、活性下降等问题,均可导致失智老人对食物的摄入、消化、吸收功能降低。

5. 出现牙科问题

失智老人的牙科问题包括义齿安装不当,牙齿缺失、松动和牙齿敏感等,以及口腔卫生状况不良等,这些均可导致失智老人咀嚼困难。而无效咀嚼可能会加剧吞咽困难,与恶心、咳嗽、误吸以及营养不良等发生有关。此外,失智老人吞咽困难时无法经口进食。

(三)社会心理因素

1. 失智老人心情不好

有些失智老人因为想做的事情没能完成,因此心情郁郁寡欢,不愿进食。如老人想去某个地方却无法成行,想吃某种食物却没吃成,以及家庭关系紧张等。

2. 照料者发生改变

更换了长期照料的人或长期照料者有事离开时,失智老人因对新照料者不信任,故拒绝吃新照料者提供的食物。

3. 有心理阴影

有些失智老人因经常发生进食呛咳而造成心理阴影,故不愿意进食。

4. 精神行为异常

有些失智老人感觉自己受命令性幻听支配,该命令让其不准进食,故老人拒食。有些失智老人因受自责自罪妄想支配,认为自己有罪而不进食。有些失智老人因受被害妄想支配,认为饭里有毒而不肯进食。

(四)就餐环境与文化因素

就餐环境在喂养过程中起到了重要作用。在喧哗的餐厅用餐的失智老人,常表现为非常急躁、激动,往往伴有进食困难。目前有些养老机构的用餐环境是非常拥挤、混乱、嘈杂,老人用餐时被频繁地干扰和打断,并且餐盘经常被放在老人够不到的地方。

文化期望的不同会影响失智老人进食困难的表现和鉴定,以及影响照料者所采取的解决措施。文化传统同时也影响着老人对食物的偏好和进餐习惯。比如韩国人习惯晚辈把食物准备好了再吃,而大多数西方人喜欢自己选择食物。

(五)药物因素

抗精神疾病或抑郁症的药物会让服用者有食欲不振的副作用,还会致服用者昏昏欲睡,没有精神或食欲。在养老机构和社区,失智症并发抑郁症的老人的患病率为45%。对于失智老人,功能性或精神状态的改变和疼痛的报告可预示抑郁症的发病,常表现为拒绝食物或拒绝喂养帮助,最终可变得孤僻或有攻击性。一些治疗攻击、妄想或幻觉等症状的药物,可能使老人产生嗜睡或激越行为,而使其进食过程复杂化。

(六)新发疾病或原有疾病变化

当失智老人出现急性疾病和老年综合征等情况,如严重便秘、肠梗阻、肺部感染时,也会表现为拒绝进食。

失智老人绝食的应对方案

(一)寻找原因

耐心地与失智老人沟通,并通过老人的语言、肢体动作或表情寻找原因,或对照前文进行一一筛选,然后再对症处理。

(二)耐心劝解失智老人

若是因心情或精神行为原因,或因更换照护者所导致的老人绝食,我们可先采取心理护理,耐心地劝解,必要时采取喂食的方式并陪同老人一起进食。

(三)鼓励失智老人主动进食

尽量选取失智老人喜欢的食物和口味,并适当劝解其主动进食。

(四)采取辅助进食手段

若失智老人牙齿脱落,则可安装合适的义齿。使用专用的餐具有助于老人自主进食。若失智老人的吞咽功能严重退化,而消化功能存在,则可安置胃管。

(五)寻找专业帮助

若考虑是疾病因素造成的绝食,应告知医务人员,寻求专业的帮助。

(六)记录老人的饮食习惯

把失智老人的吃饭习惯记录下来,比如吃饭的时间、喜欢的食物、喜欢的餐具、进食的小习惯等,以方便更换照料者时新的照料者参考。

(七)消除失智老人的顾虑

对于受幻听及自责、自罪妄想支配而拒食的失智老人,我们可以将准备好的食物放在老人面前,耐心地劝食或喂食;暗示老人主动进食或给予保护性解释,促使其主动取食。对于认为饭里有毒的失智老人,可让其他人与老人共同进餐,任老人先挑选,以解除老人的顾虑。

(八)训练失智老人进食的行为

给予失智老人言语鼓励,消除其紧张情绪,采取手把手的方法分步骤训练其进食:喂食→自喂+协助喂食→自行进食,分步示范和教授:握勺→取食物→转运→喂入口中。

(九)防止失智老人误吸

由于吞咽功能困难,失智老人进食时常常会呛咳,造成误吸,导致呼吸困难,甚至有可能造成死亡,这些都让老人不敢再吃东西,所以要注意防误吸(见第三章第四节)。

（杨君　寿建维）

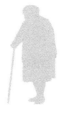

第十节　随处大小便

李先生一家最近很苦恼,在这次的门诊随访的时候狠狠地向我们吐苦水。半年前,李先生发现父亲的记忆力下降了很多,常常忘事情,李先生一家担心李爷爷一个人在老家不安全,就把李爷爷接回城里一起住了。可是随之而来的是很多烦恼事。其中最让人无奈的是:李爷爷总喜欢在阳台地板上解小便。无论怎么给老爷子解释,老爷子还是常常在阳台上解小便,这让一家人都很无语。后来,李先生在阳台摆放了一个坐便器供老爷子使用,可是老爷子却不领情,还是自顾自地在阳台地板上解小便。李先生全家对此完全无语了。

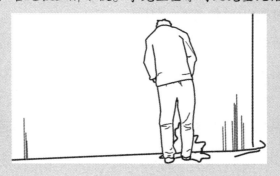

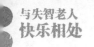

失智老人随地大小便的原因

在失智症中晚期,失智老人可能有人格的改变,做出不符合社会规范的行为,例如随地大小便等。认知功能下降致失智老人识别事物的能力下降,不能识别哪里是厕所、哪里不是厕所,从而造成随地大小便。此外,由于排泄功能失去控制,当无法及时找到厕所时,失智老人也会出现直接随地大小便的情况。陌生的环境会让失智老人产生不适感及不安感,更不知道哪里是厕所,从而导致其随地大小便。

失智老人随地大小便的应对策略

(一)寻找原因

如果失智老人有随地大小便的现象,家人就应寻找原因及掌握老人大小便的规律,定时督促老人上厕所。

全面分析失智老人随地大小便的原因,是尿急还是找不到解便的地方。如果是因为生理因素,如偶有漏尿、渗尿或失禁等,应及时带其到医院治疗。

如果是因为尿急,应根据失智老人的情况每两个小时提醒其如厕。对于习惯于固定时间上厕所的老人,应制订老人上厕所的时间表,接近这些时间点时就应带老人如厕。

如果是因为失智老人找不到如厕的地方,那么我们就应该及时改进家居环境,如卫生间粘贴醒目的标识,强化教育;厕所门开着,灯开着;厕所不要离老人的卧室太远。同时注意新家的厕所是否与老家的厕所方位一致等。

此外,应给失智老人穿方便穿脱的裤子,最好是橡筋腰带的裤子,当看到老人不时有抓裤子或脱裤子的动作时,应及时带其如厕。

(二)调整饮水量和饮水时间

家人应向老人解释多饮水能够促进排尿反射,并可预防泌尿道感染。如无禁忌,嘱老人每日摄入液体量为1500~2000ml。调整失智老人的饮水量和饮水时间,上午多饮水,午餐后少饮水,入睡前限制饮水,以减少夜间尿量。

(三)照料者不可指责失智老人

当失智老人不小心将大小便解在不恰当的地方时,照料者一定要顾及老人的自尊,将老人领到较僻静一边,轻声细语地告诉老人没关系,请他们下次注意就好,并及时协助老人清理干净。除了照料者,最好不要让其他人员知道。鼓励老人积极参与社交活动,培养丰富的兴趣爱好。

(四)定时带失智老人如厕

有外出需要时,家人应在外出前提醒老人先如厕,并在到达目的地时了解当地的厕所分布,定时带老人去厕所。需要长时间在路途上时,可选择有厕所的交通工具或方便上厕所的交通工具(如火车、飞机),在老人有上厕所的意图及肢体语言时及时识别并带老人如厕。

(杨君 寿建维)

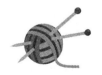

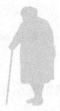

第十一节　抑　郁

张大妈的老伴黄大爷患上失智症2年多了,张大妈最近在抱怨:"这一个月以来,我们家老黄像变了个人似的。以前就算他记性不好,至少还有说有笑的,每天早上还要听京剧,下午也要练习写毛笔字。现在什么都不想干,就连饭都不想吃了。倒是不烦人了,也不反复问你问题了,就是一个人坐在那里,也不说话,你问他一句他就回答你一句,你要是不找他说话,他可以坐在那里一天不开腔(重庆方言,意思是'说话')。他经常一个人念念叨叨的,别人也听不清楚他说什么。昨天他的声音有点大,我听清楚了,可把我吓了一跳。他说:'活起没得意思,啥子都记不到,什么都干不好,干脆死了算了。'"张大妈一脸后怕地拍着胸口说:"要是老黄一个想不开,趁我不注意自杀了怎么办?"

张大妈的担心并不是没有道理,完全有发生的可能。如果你是张大妈,你该怎么办呢?

通过张大妈的叙述,我们可以概括出这样一条主线:黄大爷的记性不好,患上了失智症,最近一个月黄大爷变了样,从一个爱说爱笑、听京剧、练书法的可爱老人变成了一个沉默寡言、对什么都不感兴趣的"糟老头"了,甚至时常碎碎念,居然还有了自杀的念头。经过我们的分析,黄大爷是在失智症的基础上并发了抑郁。那究竟该怎么办呢?

抑郁是一种情感障碍,常常表现为不开心、没有精神、不愿说话、对什么都不感兴趣(包括从年轻时就有的兴趣爱好),难过、绝望、沮丧、流泪、哭泣,甚至有自杀的想法或行为,并且这种状态持续的时间大于2周,经自我调节或他人开导仍不能使这种状态得以改善。这种状态我们称之为抑郁。虽然说人的一生基本上都会经历抑郁心境,且随着年龄的增加发生抑郁的可能性会有所增加,但抑郁并不会随着年龄增大而必然出现。有研究显示,老人抑郁的发病率有逐年增加的趋势,且通常处于未被发现的状态,对于患有失智症的老人尤其如此。由于失智症疾病的特殊性,往往伴有其他精神行为异常,因此,失智老人出现抑郁表现时更容易被忽视,抑郁对失智老人的生活质量、内科疾病的转归及并发症的发生率和死亡率均有严重的不良影响。失智老人照护者要做的就是早期发现失智老人的抑郁表现。

诊断失智老人抑郁的依据

照护者长期的密切观察对失智老人抑郁的诊断非常重要,因为只有照料者才能更早、更及时地发现失智老人身上的细微变化。当发现失智老人出现以下情况的三条或三条以上时,我们有理由怀疑老人可能"抑郁"了:

第一,突然不爱说话、懒言寡语、无精打采、精神萎靡、不喜欢做事情,喜静恶动,不喜欢外出,对什么事情都提不起兴趣,对以往的爱好也失去了兴趣等等。

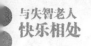

第二,在日常生活和社会交往中,积极的情感和愉悦的心情越来越少。

第三,觉得所有人都故意避开自己,甚至讨厌自己,感到自卑,有被孤立感,感觉自己好像成了一个局外人,什么事都已经和自己无关。

第四,不想吃东西,甚至食用以前最爱吃的东西时都感觉索然无味,甚至对吃东西感到厌恶。

第五,难入睡,但是躺在床上又不想起来,不知道在想些什么,又好像什么都没有想,反正就是睡不着。

第六,精神萎靡、哈欠连天,无论做什么事都提不起劲,做什么事都慢慢吞吞的,反应迟钝,交流费力。老是重复同样的事情、做一些简单的动作。

第七,常听风就是雨,别人无心之语有时候都会导致他们泪流满面,老是感觉别人在说他们或用异样的眼光看他们,疑神疑鬼。

第八,感觉做什么都非常费劲,稍稍动一下就感觉精疲力竭,极度疲乏。

第九,常常会觉得存在毫无价值,甚至会成为家人的拖累,经常感到绝望或有不恰当的负罪感。

第十,老是觉得自己活着没什么意思,不如死了算了,有的老人甚至会悄悄做死亡计划,更有甚者已经尝试自杀。

当然,以上情况除了第十条一经发现必须尽快接受心理咨询或到精神科就诊外,其余情况偶尔出现是可以理解的。不过,一旦持续的时间大于2周就必须引起重视,老人就应当立即就诊。

需要明确指出的是,中、重度的失智老人基本上没有自知力,更不会主动调节自己的情绪,所以他们一旦陷入抑郁的情绪而又没有被家人及时发现的话,就可能导致严重的后果。因此家人及照料者应细心照料老人,并及时发现老人的抑郁症状,才有可能采取恰当的处理措施。

当怀疑失智老人出现抑郁情绪,且这种情绪持续时间已经超过2周时,可否对家人进行自我评估呢? 当然可以。照料者可以在适当的时候让失智老人回答一些问题来帮助其判断老人有无抑郁症状。我们常用老年抑郁量表(GDS-15)来评估(表4-3),让老人就下面的问题回答"是"或"否",家属可以和老人一起,帮助圈出合适的分数。

表4-3 老年抑郁量表15项条目

序号	问题	是	否
1	你对生活基本上满意吗?	0	1
2	你是否放弃了许多活动和兴趣爱好?	1	0
3	你是否觉得生活空虚?	1	0
4	你是否常感到厌倦?	1	0
5	你是否大部分时间感觉精神好?	0	1
6	你是否害怕会有不幸的事情落到你头上?	1	0
7	你是否大部分时间感到快乐?	0	1
8	你是否常常有无助的感觉?	1	0
9	你是否愿意待在家里而不愿去做些新鲜事?	1	0
10	你是否觉得记忆力比大多数人差?	1	0
11	你是否认为现在活着很惬意?	0	1
12	你是否觉得像现在这样活着毫无意义?	1	0
13	你是否觉得你的处境很无望?	1	0
14	你是否觉得大多数人处境比你好?	1	0
15	你集中精力有困难吗?	1	0

评分标准:根据老人的回答"是"或者"否"圈出"1"分或"0"分,然后得出总分。其中,0~4分为没有抑郁,5~7分为可能抑郁,7~10分为很可能抑郁,大于10分为肯定有抑郁。

当老人的评估结果为"可能抑郁"时,我们应给予老人积极的陪伴,

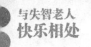
让他们高兴起来。若评估结果为"很可能抑郁"和"肯定抑郁"时,则需要带老人到医院就诊。

失智老人抑郁的应对方法

一,想方设法尝试和失智老人交流沟通,和长期照护人员沟通,了解老人在出现抑郁情绪前后是否有什么特殊的情况发生。尽量去寻找是否存在某些触发因素。若存在,想办法妥善地解决;若没有,检查老人的头颅是否存在没被发现的伤情,是否有感染(如咳嗽、咳黏稠、黄脓痰,小便次数增多,尿味变臭或小便失禁)和应激(突发的、能导致老人大悲大喜的生活事件)的情况,同时了解老人的其他基础疾病是否出现了不稳定的病情。

二,了解老人近期有没有服用什么新的药物,或者有没有什么药物漏服。

三,多给老人积极正面的刺激,带动老人参与到家务中来,让他们从日常生活中找到存在感。陪老人做他们以前喜欢做的事情,逐渐把他们的情绪带动起来。

四,如果前两条均没有发现异常,在努力尝试实行第三条后,仍未能改善失智老人的抑郁状态,则建议及时到医院就诊,避免拖延造成无法挽回的后果。有研究统计,老人抑郁的自杀成功率是非常高的。

针对黄大爷的情况,我们给予了张大妈如下建议:

①不能放任黄大爷独自坐在那里,应想办法让他参与到家人的日常活动中来。

②早上带他出去散步或者买菜,并找机会让他讨价还价,无论是散步锻炼还是与卖菜小贩讨价还价都能刺激黄大爷,对改善抑郁症很有帮助。

　　③把他以前喜欢或可能喜欢做的事情列一个清单出来,在他情绪和感觉最佳的时间逐一地不断地尝试让他去做。比如让黄大爷跟唱京剧,练习毛笔字。

　　④为黄大爷制订日常活动计划。给他安排一些有挑战又不是完不成的活动,如洗澡,但应选在他体力和精力都比较好的时候进行。

　　⑤告诉张大妈,在看到黄大爷遇到挫折或悲伤的时候,给予他安慰,同时向他表达很快就会好起来的信念和希望。

　　⑥让张大妈注意发现黄大爷哪怕一丝丝的进步,并及时地表达欣喜和由衷的称赞,让黄大爷有成就感,增加继续努力往下做的信心。

　　⑦寻找黄大爷能够对家庭生活做出贡献的方式,并且要认识到这些贡献,并且夸奖他、鼓励他,让黄大爷认识到自己的重要性。

　　⑧做黄大爷喜欢吃的食物,让他感受到被关怀,让他相信自己不会被遗弃,为他提供有意义的舒缓活动。

　　经过数月的努力和配合药物治疗,黄大爷的抑郁表现逐渐得到缓解,现在已经能够主动参与家务,也能听到他偶尔哼京剧了。

（邓永涛）

第十二节　攻击行为

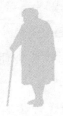

　　"我妈3年前就开始出现记忆力下降了,一开始只是反复问'今天几号了,星期几'之类的问题,我们都没有意识到这是生病的表现,觉得人老了,记忆力变差是正常现象。直到后来,她做家务的时候老是烧干锅,有一次要不是我太太早下班回去,说不定都引起火灾了。"张婆婆的儿子带她来看病时向医生说道。

　　"那后来呢?"医生问。

　　"虽然知道我妈可能是得了失智症,但听说这个病就算是治也治不好,而且我妈除了记性不好外,没有其他症状,因此我们就没有带她来看医生。可是从上个月开始就不对劲了,她开始变得喜怒无常,动不动就发脾气,无理取闹,甚至有时候还要摔东西。稍不顺心,甚至有时候她无缘无故就开口骂人,动手打人,只要看谁穿黑衣服就骂别人是黑社会、人渣、败类、特务、汉奸、卖国贼。搞得一家人苦不堪言,赔了好多不是,都不敢带她去小区了。于是今天我们就带她来看病了。"张婆婆的儿子心有余悸地述说道。

　　这位老人家又是怎么了呢?我们又该怎么办呢?

　　根据叙述,我们初步考虑老人是失智症,随后的评估和相关检查结果也证实了最初的诊断。但这和失智老人脾气变得糟糕、骂人、打人的表现又有什么关系呢？这个就必须提到失智症相关的精神行为症状，如失智老人在疾病过程中出现的诸如淡漠、抑郁、焦虑、亢奋、骂人、打人、乱穿衣、随地大小便等异常行为。而张婆婆无故骂人、打人的攻击行为，恰好是精神行为异常的表现。这是失智老人比较常见的一种伴随症状。那家人在面对失智老人的这些情况时该怎么办呢？

一般意义上的攻击行为是以伤害另一生命的身体或心理为目的的行为，即对他人的敌视、伤害或破坏性行为，包括身体、行为、心理或言语等方面。但失智老人的攻击行为是一种无意识行为，并不以伤害另一方为目的，而仅仅是失智症精神行为症状的表现之一。这种攻击行为可以是语言上的，比如大呼小叫和骂人，也可以是肢体上的，比如打人和推搡。张婆婆的骂人、打人，分别属于攻击行为中的语言攻击和行为攻击。照料者应该认识和了解这种攻击行为，细心探究可能引起失智老人攻击行为的原因，避免这种攻击行为对失智老人或照料者造成实质性的伤害。

失智老人攻击行为的原因

一般情况下，失智老人不会无缘无故地出现攻击行为，通常是有原因的，这些原因包括环境因素的刺激、身体的不适，以及交流沟通出现障碍等。如果失智老人出现了攻击行为，我们首先需要查明是不是上述原因导致的。

(一)环境因素的刺激

某种特殊的环境因素刺激，比如噪音、明亮的灯光、鲜艳的颜色、特

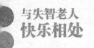

殊的气味或嘈杂的环境,亦或是失智老人迷路了,这些都可能导致失智老人产生攻击行为。

(二)身体不适

睡眠不足或休息不够都可能让失智老人感觉疲乏无力、精神萎靡。某些药物的副作用也可能导致失智老人产生功击行为。此外,当失智老人某个身体部位存在持续慢性的疼痛,而他们却无法表达让家人知晓时,他们也有可能产生攻击行为。

(三)交流沟通障碍

在与失智老人沟通交流时,我们必须要注意避免以下情况的发生:我们的问题或者我们说的话是不是比较复杂、难以理解,我们是不是短时间内问了老人多个问题,我们是不是老是否定老人,或者对老人要求比较苛刻,我们是不是在要求老人做他们不感兴趣、不愿意做的事情。

失智老人攻击行为的应对策略

(一)寻找原因

一般而言,精神行为症状不会无缘无故地出现,经过耐心询问失智老人,和照料者深入沟通(无法沟通的就必须要通过细心地观察),通常能够发现失智老人出现精神行为症状的蛛丝马迹,然后针对可能的症结对老人进行抚慰。比如,有个老人每当听到有人"带靶子"(即说话带脏字),就要骂人、打人,所以在他面前文明用语就不用担心老人会骂人或打人。又比如,张婆婆看到穿黑衣服的人就要骂人,所以接触她的人只要不穿黑衣服应该就会没事,或照料者尽量不让张婆婆和穿黑衣服的人接触也能避免尴尬。

(二)积极应对

注意失智老人的感觉,考虑失智老人的情绪,尝试去发现失智老人言语背后隐藏的感觉。不要把攻击行为个体化,老人并不是针对某个人,我们要用积极的心态来面对失智老人,给予安慰,尽量用温和的语气和失智老人慢慢交流。

(三)转移老人的注意力

仔细检查周围的环境并进行调整,避免类似的情况再次发生。根据失智老人的个人经历、成长环境和生活年代,寻找一项能够转移失智老人注意力的轻松愉悦的活动。比如播放老人喜欢的音乐,带他们一起做运动,让他们练习书法、绘画等。

(四)安抚老人

诚然,有时候我们无论如何都找不到一个确切的原因,失智老人就是要莫名其妙地骂人、打人。这该怎么办呢?首先,我们不能和失智老人对骂,不能对老人大喊大叫,不能要求老人做出解释;不要叉着双手生闷气,或者对他们指指点点;不要吓唬老人,不要让他们感受到我们的威胁。其次,很多时候我们需要退后一步,要保护好彼此,别让他们伤到自己和他人。若能走开,应立马走开,或离老人稍微远一点。若不能走开,则保持面带微笑,默默地、深情地看着老人。如果可以,试着给老人拥抱,轻轻地拍打他们的肩背安抚他们。

(五)耐心倾听

每个人其实都渴望倾诉,失智老人也是如此。如果照料者平时多花

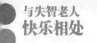
些时间诱导老人倾诉,认真地听他们说话(虽然很多时候他们说什么我们并不清楚),有时候也能渐渐让老人的情绪稳定下来,这样骂人、打人等攻击行为也会得到改善。

如果攻击行为实在不能控制,那么我们应及时带老人就医。医生会综合评估老人的相关表现,分析有无引起攻击行为的潜在疾病、疼痛等,并结合老人的实际情况给出相对合理的、恰当的建议。

(邓永涛)